최고의
콩팥병
식사 가이드

인제대학교
해운대백병원

최고의
콩팥병
식사 가이드

만 성 콩 팥 병
치 료 시 기 와
증 상 에 따 른
맞 춤 레 시 피

인제대학교 해운대백병원(김양욱 · 김기정) 지음

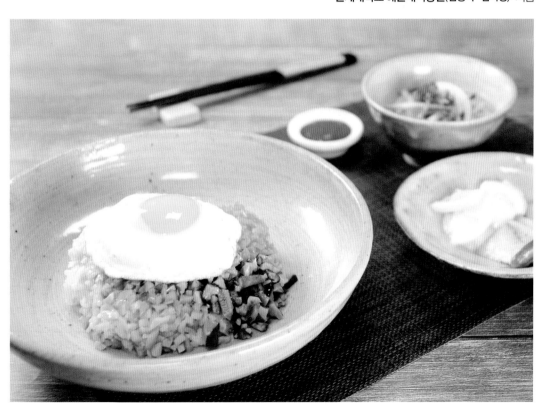

비타북스

프롤로그

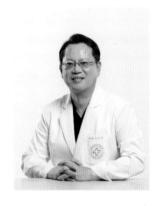

우리 몸에는 다양한 장기가 있으며, 각각의 기능을 통하여 생명을 유지하고 있습니다. 그중 콩팥은 노폐물 제거, 빈혈 조절, 뼈 대사, 혈압 조절 등 여러 기능을 담당합니다. 그러나 콩팥은 기능이 많이 감소해도 증상이 잘 나타나지 않아 '침묵의 장기'라고 합니다. 우리나라에서도 만성콩팥병 환자가 급속도로 증가하고 있는 현재, 치료의 한 축인 식사요법에 대한 책을 발간하게 되어 기쁘게 생각합니다.

만성콩팥병 환자는 일반적으로 '음식은 싱겁게' '채소는 칼륨을 제거하기 위해 데쳐서' '단백질은 가능한 적게' 먹어야 한다는 말을 듣습니다. 그렇지만 처음 만성콩팥병을 진단받은 환자에게는 병 자체도 생소한데다 식사요법까지 모호하여, 구체적으로 음식을 어떻게 조리해서 먹어야 하는지 조리 방법을 알기가 여간 쉽지 않은 것이 사실입니다.

이 책은 그동안의 경험을 통하여 콩팥병에 대해 최대한 알기 쉽게 풀어 설명했습니다. 환자와 가족이 누구나 쉽게 요리를 따라 할 수 있도록 실제 요리 사진을 삽입하고 레시피를 상세하게 기술하였습니다. 환자가 손쉽게 식단 계획을 꾸릴 수 있도록 비투석·혈액투석·복막투석별 허용 가능한 양념 분량과 영양성분을 친절하게 안내했습니다.

국내에 출간된 만성콩팥병 환자의 식사요법 책 중 가장 자신 있게 이 책을 추천할 수 있습니다. 콩팥병으로 고생하는 환자와 가족에게 조금이나마 도움이 되었으면 하는 바람입니다. 그간 책 출간을 위하여 고생한 해운대백병원 영양부장님 및 직원들, 신장내과 교수님들, 홍보실 관계자분들께 감사드립니다.

인제대학교 해운대백병원 신장내과 분과장 **김양욱 교수**

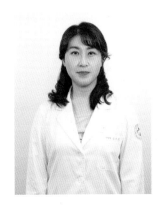

　　우리나라 만성콩팥병 유병률은 과거부터 꾸준히 증가해왔으며, 2000년 이후 최근에는 더욱 급속도로 증가하고 있습니다. 의료 발달로 적극적인 치료가 가능해진 최근에도 만성콩팥병 환자의 치료에서 빠질 수 없는 한 부분이 바로 식사요법이라 할 수 있습니다. 만성콩팥병은 증상이 다양한 만큼 식사에서도 제한이 많을 수밖에 없어 식사요법을 실행하는데 환자분들이 어려움을 겪습니다.

　　이 책에는 만성콩팥병 환자가 직접 식사요법을 실천할 때 필요한 정보와 그에 따른 상황별 메뉴 및 레시피를 소개했습니다. 자신의 메뉴에 맞추어 다양하게 적용할 수 있는 저염 양념 만드는 법도 담아 만성콩팥병 환자의 식사 안내서로 의미 있는 책이 될 수 있도록 노력했습니다.

　　만성콩팥병 환자가 이 책을 통해 지금까지 어렵다고 생각하여 접근하기 힘들었던 식사요법에 대한 편견을 줄이고 적극적으로 건강한 삶, 행복한 삶으로 나아가는데 도움이 되길 기대합니다. 책의 완성을 위하여 함께 애써주신 김양욱 교수님 및 신장내과 교수님들, 해운대백병원 영양부 임상영양사 및 조리사, 푸디스트 점장님, 홍보실 파트장님 및 직원분들께 감사의 말씀을 전합니다.

인제대학교 해운대백병원 영양부장·임상영양사 김기정

목 차

PART 01

콩팥병, 제대로 알아야 관리할 수 있다

PART 02

치료 상황별 식사 가이드 & 레시피

콩팥병 식사요법 원칙

비투석 식단

혈액투석 식단

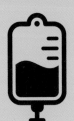

콩팥병, 제대로 알아야
관리할 수 있다

콩팥병이란

콩팥병
진행 단계

콩팥병
신대체요법

콩팥은
어떤 일을 하나?

• 콩팥과 신장은 같은 말로, 신장을 우리말로 콩팥이라고 부릅니다.

우리가 음식을 먹으면 몸속에서는 음식을 에너지로 바꾸는 대사 과정이 이루어지면서 노폐물이 생성됩니다. 이 노폐물에 포함된 독성 물질은 몸의 체액, 전해질, 산의 양을 변화시킵니다. 몸에 독성 물질이 제거되지 않고 축적되면 건강이 악화되기 때문에 우리 몸은 소변, 대변, 땀, 호흡 등을 통해 자연스럽게 노폐물을 배출합니다.

콩팥˙은 혈액 내 노폐물을 걸러내는 필터 역할을 하며, 노폐물과 불필요한 수분을 소변으로 배출하는 기능을 합니다. 성인 주먹 크기로 모양은 강낭콩처럼 생겼고, 대부분의 사람은 복부 양쪽 갈비뼈 아래에 두 개의 콩팥을 가지고 있습니다. 콩팥에서 만들어진 소변은 요관을 지나서 방광에 모이며 요도를 통해 배출됩니다.

노폐물 배출 이외에 콩팥은 신체의 평형(항상성)을 유지하는 기능을 합니다. 체액, 전해질, 혈압을 조절하고 조혈 호르몬을 생성하여 빈혈을 예방합니다. 또한 비타민 D를 활성화하여 뼈를 튼튼하게 하는 등 다양한 기능을 합니다.

콩팥 기능

노폐물 제거	체내 노폐물을 제거하여 혈액을 깨끗하게 하는 것이 콩팥의 가장 중요한 기능입니다. 혈액으로 쉽게 측정할 수 있는 노폐물은 '크레아티닌'과 '요소질소'입니다. 혈액 검사에서 크레아티닌과 요소질소 수치가 높으면 콩팥 기능에 문제가 생겼다고 판단합니다.
수분 제거	불필요한 여분의 수분을 소변으로 배출하여 몸의 수분 균형을 조절합니다. 콩팥 기능이 나빠지면 과도한 수분 축적으로 부종이 발생합니다.
전해질 및 혈압 조절	나트륨, 칼륨, 염소, 칼슘, 인, 마그네슘, 수소, 중탄산염 같은 전해질을 조절하며 체액의 정상 농도를 유지합니다. 이는 혈압 조절에 중요한 역할을 합니다. 콩팥 기능 저하로 조절이 불균형해지면 고혈압이 생깁니다.
적혈구 생성	콩팥에서 생산되는 조혈 호르몬은 적혈구 생산에 중요한 역할을 합니다. 콩팥 기능 저하로 조혈 호르몬 생산이 감소하면 적혈구 생산 감소로 빈혈이 발생합니다.
비타민 D 활성화	비타민 D를 활성화하여 칼슘 흡수를 증가시킵니다. 콩팥 기능에 문제가 생기면 활성 비타민 D가 감소하여 성장이 느려지고 뼈가 약해집니다.

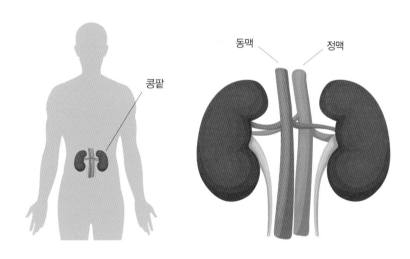

콩팥병이란?

* 신부전(kidney failure)은 콩팥병과 같은 뜻입니다. '신부전'에서 '부전'은 영어로 '실패(failure)'를 의미하며, 콩팥이 완전히 망가졌음을 뜻합니다.

** 사구체신염이란, 콩팥에 있는 사구체에 염증이 발생하여 손상을 입게 되는 질병입니다. 사구체는 몸에서 과도한 체액, 전해질, 노폐물 등을 걸러주는 필터 역할을 합니다. 사구체신염이 발생하면 사구체가 체액과 노폐물을 제거하지 못합니다. 사구체신염은 갑작스럽게 급성으로 나타날 수 있고, 천천히 만성으로 나타날 수 있습니다.

*** 당뇨병성 신장질환을 말합니다. 단백뇨에서 시작해 만성콩팥병으로 진행되며, 당뇨병의 합병증 중 비교적 늦게 나타납니다.

콩팥이 노폐물을 배출하고, 전해질의 균형을 유지하는 기능이 상당히 감소한 것을 콩팥병(신부전)*이라고 합니다. 콩팥병의 원인에는 유전적인 원인과 후천적인 원인이 있습니다. 국내에서 콩팥병의 원인은 당뇨병으로 인한 발병이 50%로 가장 높습니다. 그밖에 고혈압으로 인한 발병이 20%, 사구체신염** 8%, 낭성신질환이 1%를 차지합니다. 고령화 사회로 진입하면서 당뇨병과 고혈압 환자가 점점 증가하고 있습니다. 당뇨병 환자 중 30%가 당뇨병성신증***으로 진행되며, 고혈압 환자 중 20%가 만성 콩팥병으로 진행된다고 알려져 있습니다(2021 대한신장학회보고).

콩팥병은 급성과 만성으로 나눌 수 있습니다. 급성 콩팥 손상은 콩팥 기능의 빠른 상실을 말합니다. 보통 짧은 기간의 치료로 콩팥 기능이 회복될 수 있습니다. 반면 만성콩팥병은 유발 원인이 무엇이든 콩팥의 구조적 혹은 기능적 손상이 3개월 이상 지속되는 경우를 말합니다. 회복이 어렵고 질환의 원인에 따라 증상이 다르지만, 만성으로 진행된다고 해서 특별한 증상이 나타나는 것은 아니므로 정기적으로 콩팥 기능을 검사해야 합니다.

콩팥병을 조기에 알 수 있는 방법 중 가장 많이 사용하는 검사는 소변 검사 및 혈청크레아티닌 수치입니다. 일반적으로 소변 검사

**** 콩팥의 사구체 여과를 통해서 제거되는 물질(크레아티닌, 요소 등)을 걸러내는 정도를 말하며, 콩팥 기능을 측정하는 지표입니다.

의 이상이 혈청크레아티닌 수치 이상보다 먼저 나타나므로 정기적으로 소변 검사를 시행하는 것을 권유합니다.

콩팥 손상 지표

- 콩팥의 병리학적 이상

- 영상의학적 검사(초음파, CT 등)에서의 이상

- 혈액 또는 소변 검사에서의 이상
  (혈뇨 단백뇨, 혈청크레아티닌 수치 등)

- 사구체여과율****이 $60ml/min/1.73m^2$ 미만인 경우

사구체여과율에 따른 콩팥 기능 분류

단계	사구체여과율 (ml/min/1.73m²)	콩팥 기능	증상
1	90 이상	정상 또는 사구체여과율 증가와 동반된 콩팥 손상	별다른 증상 없음. 혈중 요소 및 크레아티닌 수치 정상.
2	60 ~ 89	경미한 사구체여과율 감소와 동반된 콩팥 손상	별다른 증상 없음. 혈중 요소 및 크레아티닌 수치 정상 혹은 약간 상승.
3	30 ~ 59	중등도 사구체여과율 감소	초기 증상 발현. 피로, 식욕 부진, 가려움증, 빈혈, 혈중 요소 및 크레아티닌 수치 상승.
4	15 ~ 29	심한 사구체여과율 감소	피로, 식욕부진, 가려움증, 빈혈 악화.
5	15 미만 또는 투석	콩팥 기능 상실	수면 장애, 호흡 곤란, 가려움증, 구토, 기력 저하, 높은 혈중 요소 및 크레아티닌 수치.

* ml/min/1.73m²란 분당 사구체에서 걸러지는 혈액량 개념입니다. 나이와 몸무게에 따라 다르기 때문에 체표면 단위(m²)로 표기합니다.

콩팥병 진행 단계와 증상,
필요한 치료

콩팥병이 악화되는 속도는 원인 질환에 따라 차이가 있으며, 다양한 요인이 진행 정도에 영향을 줍니다. 특히 건강보조약, 건강보조식품, 진통제, 항생제 등 일반인이 많이 복용하고 처방받는 약물에 영향을 받을 수 있습니다. 또한 감염과 탈수 등 신체적 이상이 발생할 때도 콩팥 기능이 나빠지는 경우도 많습니다. 당뇨병은 유전적인 요인도 일부 영향이 있어 다른 원인보다 콩팥 기능이 저하되는 정도가 심합니다. 당뇨병인 경우 세심하게 관리하는 것이 필요합니다.

콩팥병은 초기에 혈압이 높은 것 외에 별다른 증상이 없는 경우가 대부분입니다. 그래서 콩팥 기능이 50% 이상 저하되어야 발견되는 경우가 많습니다.

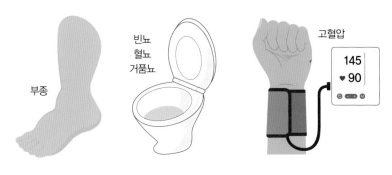

부종   빈뇨 혈뇨 거품뇨   고혈압   145 ♥ 90

만성콩팥병 대표 증상

만성콩팥병의 5단계

단계	정의		임상 양상	필요한 치료
1	콩팥 손상, 사구체여과율 90 이상		콩팥 손상 증거 • 신증후군* • 신염증후군** • 무증상 요검사 이상 • 무증상 영상학적 이상 • 신성 고혈압	• 원인 질환의 진단과 치료 • 동반 질환 치료 • 진행의 예방
2	콩팥 손상, 사구체여과율 60 ~ 89		경도의 합병증***	• 생활 습관 개선 • 심혈관계 합병증 예방
3	사구체여과율 30 ~ 59		중등도의 합병증	• 적절한 혈압·혈당 조절 등 기저질환 관리 • 만성콩팥병에 대한 교육·생활 습관 개선
4	사구체여과율 15 ~ 29		중증의 합병증	• 빈혈과 고칼륨혈증 치료 • 신대체요법 준비 (투석 혹은 이식) • 생활 습관 개선 유지
5	콩팥 기능 상실, 사구체여과율 15 미만		요독증	• 신대체요법 선택 • 생활 습관 개선 유지

초기(1~2단계)

소변의 농축력이 떨어져서 밤에 소변을 보는 횟수가 증가하는 것 이외에 자각할 만한 증상이 없습니다. 콩팥이 손상되어 단백뇨가 나오는 경우 소변에 거품이 많이 생깁니다. 그러나 소변에 거품이 생기는 것은 소변량과 소변을 보는 시간에 따라 차이가 날 수 있어 거품만으로 단백뇨를 확진할 수 없습니다. 반드시 소변 검사를 통하여 단백뇨를 확인해야 합니다.

만성콩팥병 증상은 콩팥병이 어느 정도 진행된 후에야 나타나므로 검사를 받아야 합니다. 아래와 같은 증상이 있다면 만성콩팥병을 의심해봐야 합니다.

콩팥병 의심 증상

- 적색뇨(붉은 소변)를 보거나, 소변에 비정상적으로 거품이 많음
- 밤에 소변을 자주 봄
- 밤에 쥐가 남
- 눈 주위가 푸석하고, 피부가 건조하고 가려움
- 고혈압 조절이 안 됨
- 발목이 붓는 부종
- 만성 피로감, 무력감, 집중력 저하
- 식욕 감퇴, 수면 장애

진행기(3~5단계)

노폐물 침착으로 피부 가려움증을 느끼고, 오심과 구토 등 위장관계 증상으로 영양 장애가 발생합니다. 빈혈로 인해 피부가 창백해지며, 뼈가 약해지고, 혈관과 신경 기능 장애가 발생합니다. 증상 자체가 모호한 경우가 많아서 그냥 지내다가 말기가 되어서야 진단이 되는 환자도 많습니다.

콩팥은
어떻게 관리해야 하나?

· · · · · · · · · · · · · · · 잘 알고 있지만 실천하기 힘든 생활 습관이 콩팥 기능을 돕는 만큼 의지를 갖고 실천하도록 합니다. 많은 노력에도 불구하고 콩팥 기능이 감소하게 된 경우는 신대체요법(투석 혹은 이식)을 받아야 합니다.

만성콩팥병을 유발하는 원인별 관리법

유발 원인	관리법
고혈압	고혈압이 있으면 혈압 관리를 철저히 해야 합니다. 합병증이 없는 고혈압인 경우는 수축기 및 이완기 혈압을 140/90mmHg 이하로 유지하지만, 만성콩팥병 특히 단백뇨가 있는 경우는 130/80mmHg 이하로 혈압을 더 낮추도록 권고하고 있습니다. 그러나 기저질환, 심장질환, 당뇨병, 뇌혈관질환 및 연령 등에 따라서 혈압 조절 목표가 달라질 수 있으므로 주치의와 상의가 필요합니다.
당뇨병	당뇨병이 있는 경우는 혈당 조절이 필요합니다. 그러나 혈당을 너무 조절하다 보면 저혈당이 발생하는 경우가 많아 일반적으로 투석을 받지 않는 만성콩팥병 환자는 환자에 따라서 당화혈색소를 6.5~8.0%로 유지하도록 합니다.
비만과 대사 이상	콩팥 기능을 빠르게 악화시킬 수 있어 체중 조절과 유산소 운동을 권고합니다.
흡연	만성콩팥병 악화 위험도를 1.7~1.8배 증가시키므로 금연과 절주가 필요합니다.

콩팥병
신대체요법

* 콩팥 기능 장애로 몸 안의 노폐물이 소변으로 빠져나오지 못하고 핏속에 머물며 중독을 일으키는 증상입니다.

** 신대체요법이란 콩팥 기능을 대체할 수 있는 치료를 말합니다.

콩팥의 기능이 심하게 감소하면 요독증*이 발생하는데, 이때는 신대체요법이 필요합니다. 신대체요법** 시기는 일반적으로 콩팥 기능이 15% 이하로 감소할 때로 알려져 있으나 환자 개개인에 따라 시기는 다를 수 있습니다.

신대체요법에는 투석과 콩팥이식이 있습니다. 만성콩팥병 환자는 초기에 약물 관리를 받게 됩니다. 만성콩팥병은 완치 없이 점진적으로 진행되므로, 조기 진찰과 약물 관리가 투석과 이식 시기를 늦추는 유일한 방법입니다. 약물 치료로 더 이상 요독증을 해결할 수 없을 때 투석 치료를 받게 됩니다.

혈액투석

혈액투석이란 혈액투석 기기를 이용해 체외에서 혈액을 정화하는 방법입니다. 일주일에 2~3회 병원을 방문하여 회당 4~4.5시간 동안 치료합니다. 혈액투석을 하기 위해서는 동정맥루가 확보되어 있어야 합니다.

환자들은 매회 병원을 방문하여 투석을 받아야 하는 불편함이 있으나 의료진과 자주 접하게 되어 관리가 편리한 편입니다. 그러나 복막투석에 비해 식사 제한과 관리가 필요하고, 심한 심혈관계질환이 있는 경우 주의가 필요합니다. 동정맥루의 협착이나 폐쇄가 발생하는 경우에는 시술이나 재수술이 필요할 수 있습니다.

장점	• 병원에서 의료진이 치료를 시행하므로 안전합니다. • 다른 환자와 의료진과의 정기적 접촉이 가능합니다. • 폐 기능 장애가 발생하지 않습니다.
단점	• 동정맥루를 만들기 위한 수술이 필요합니다. • 치료 스케줄이 고정돼 있어 시간에 얽매입니다. • 혈액 내 전해질 변화가 심하며 심장혈관계에 부담을 줄 수 있습니다. • 투석간 식사요법 및 수분 섭취 제한이 필요합니다.

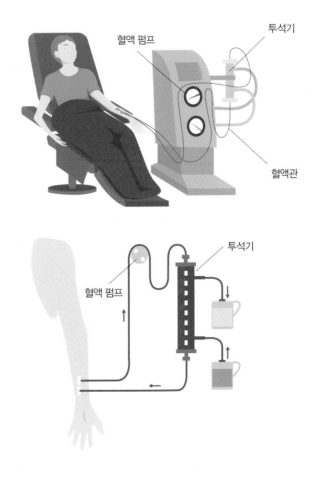

복막투석

복막투석은 콩팥의 기능이 떨어졌을 때 반투막인 복막으로 콩팥을 대신하여 몸속에 쌓인 노폐물을 제거하는 방법입니다. 환자의 하복부에 복강으로 이어지는 카테터(의료용 관)를 삽입해 투석액을 주입하여 체내 노폐물과 과량의 수분을 제거합니다.

장점	• 장소에 제한 없이 어디서든 투석할 수 있습니다. • 환자가 자율적으로 투석액 농도를 조절하여 부종 같은 합병증 조절이 수월합니다. • 혈액투석보다 식사 제한이 덜한 편입니다.
단점	• 매일 시행해야 하며 관리가 소홀할 경우 복막염이 발생할 수 있습니다.

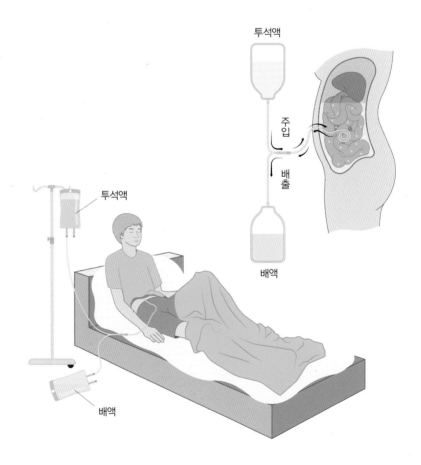

콩팥이식

생체나 뇌사 공여자를 통해 환자에게 콩팥을 이식하는 방법입니다. 최근에는 혈액형이 맞지 않아도 이식이 가능합니다. 신대체요법 중 여러 측면에서 수술 후 관리만 잘한다면 가장 좋은 치료입니다. 삶의 질적인 면에서 일반인과 거의 동일한 생활을 할 수 있습니다. 그러나 이식 후 감염과 거부 반응으로 인한 합병증이 발생할 수 있고, 장기간 약물 복용으로 인해 약물 부작용이 생길 수 있습니다.

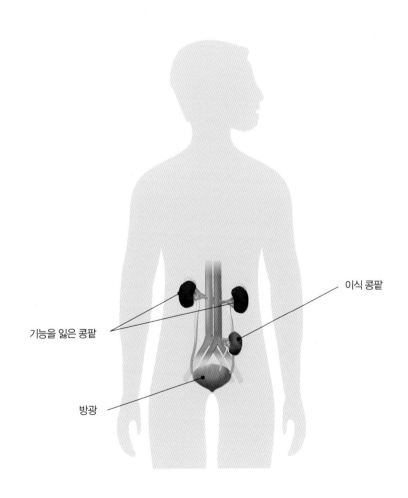

이식 콩팥

기능을 잃은 콩팥

방광

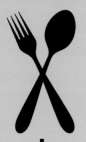

PART 02

치료 상황별
식사 가이드 & 레시피

콩팥병
식사요법
원칙

비투석
식단
가이드

혈액투석
식단
가이드

복막투석
식단
가이드

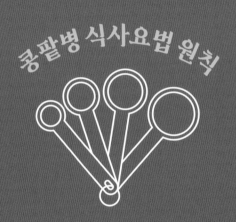

콩팥병 식사요법 원칙

원칙(1)
높은 열량을 섭취한다

왜 만성콩팥병 환자는 높은 열량을 섭취해야 할까?

우리 몸은 일상적인 활동, 체온 유지, 체중 유지, 성장을 위해 열량이 필요합니다. 열량은 주로 탄수화물과 지방을 섭취해서 공급됩니다. 만성콩팥병 환자의 일반적인 열량 섭취 권장량은 하루 25~35kcal/kg 입니다. 만약 열량 섭취가 불충분하면 몸은 체내의 단백질을 분해하여 에너지를 얻게 되는데, 이는 영양 불량과 노폐물 생성을 증가시킬 수 있습니다. 그러므로 만성콩팥병 환자는 적절한 양의 열량 섭취가 필수적입니다.

열량 섭취 방법은?

탄수화물은 신체의 주요 영양 공급원입니다. 탄수화물은 밥, 국수, 빵, 떡, 설탕, 꿀, 쿠키, 케이크, 과자 등에 함유되어 있습니다. 당뇨병이 있는 환자는 총 탄수화물 섭취량 중 설탕이 함유된 탄수화물 섭취는 제한해야 합니다. 당뇨병이 없는 환자는 단백질에서 얻을 수 있는 열량을 빵, 떡, 젤리, 꿀의 형태로 된 탄수화물로 대체하여 섭취할 수 있습니다. 그러나 초콜릿, 견과류, 바나나가 함유 된 음식은 칼륨과 인이 많이 함유되어 있으므로 섭취를 제한해야 합니다.

열량 보충을 위해 간식으로 과일 통조림이나 과자를 먹어도 될까?

간식으로 열량을 보충하는 것은 좋지만, 단맛이 나는 통조림이라도 가공식품에는 염분이 많이 포함되어 있을 수 있으므로 주의해야 합니다. 또 단맛이나 짠맛이 나는 과자에도 염분이 많이 함유되어 있을 수 있으므로 피하도록 합니다.

- 가공식품 : 라면, 햄, 소시지, 과일통조림 등 주의
- 과자류 : 포테이토칩, 콘칩, 팝콘, 소금이 뿌려진 크래커류와 스낵류 주의

만성콩팥병에 당뇨병이 동반되어 있는데 잡곡밥을 먹어도 괜찮을까?

섬유소가 풍부한 잡곡밥을 섭취하면 식후 혈당 상승을 늦출 수 있어 당뇨 식사를 하는 경우에 권장합니다. 그러나 당뇨병에 콩팥 질환이 동반되어 칼륨 제한이 필요한 경우라면 칼륨 함량이 높은 잡곡밥보다 쌀밥을 섭취하는 것이 좋습니다. 잡곡밥이 쌀밥에 비해 혈당이 서서히 상승하지만 동일한 양의 쌀밥을 먹는다면 잡곡밥에 비해 혈당이 더 상승하는 것은 아닙니다. 권장량에 맞게 섭취한다면 쌀밥을 섭취하더라도 혈당을 조절할 수 있습니다.

고구마와 감자를 삶아 먹어도 괜찮을까?

고구마, 감자, 옥수수, 밤은 다른 곡류에 비해 칼륨 함량이 높습니다. 그러므로 고구마와 감자보다는 빵, 떡, 사탕, 젤리, 꿀 등의 간식을 권장합니다.

원칙(2) 단백질 섭취는
콩팥병의 단계에 따라 조절한다

왜 만성콩팥병 환자는 단백질 섭취를 조절해야 할까?

단백질은 몸을 구성하는 필수 영양소입니다. 상처를 치유하고 감염을 막는 등 생리작용에 관여합니다. 그러나 만성콩팥병 환자의 경우 단백질을 많이 섭취하면 콩팥에 부담을 주어 콩팥 기능이 감소하는 역효과가 있습니다. 섭취량을 조절해 저단백 식사를 하여 콩팥의 부담을 줄이는 것이 필요합니다.

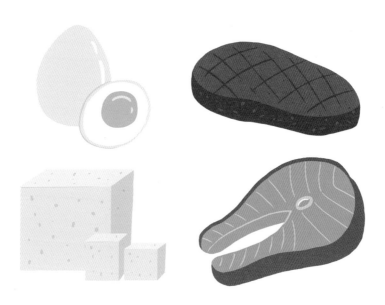

환자별로 단백질 섭취는 어떻게 다를까?

비투석 환자의 경우 콩팥 기능이 감소하는 속도를 줄이고, 투석과 콩팥이식 시기를 늦추기 위해 단백질 섭취량을 하루 0.8g/kg 이하로 권고합니다. 반면 투석을 시작하면 투석 시 손실되는 단백질 보충을 위해 적절한 섭취가 요구됩니다. 단백질 섭취를 과도하게 제한하거나 투석으로 단백질이 빠져나가 영양부족 상태가 되지 않도록 주의가 필요합니다.

식욕이 없을 때 단백질 보충제로 대체해도 될까?

식욕 부진은 만성콩팥병 환자에게 흔하게 발생합니다. 식욕 부진과 엄격한 단백질 제한은 영양 부족, 체중 감소, 에너지 부족, 신체 저항 감소로 이어져 사망 위험이 높아질 수 있습니다. 그러므로 동물성 단백질(육류·가금류·생선), 달걀, 두부를 적절하게 섭취하는 것이 필요합니다. 또한 단백질 보충제를 섭취할 때도 의사나 영양사와 상의 후 섭취량을 조절하는 것이 좋습니다.

원칙(3)
수분 섭취를 조절한다

왜 만성콩팥병 환자는 수분 섭취에 주의해야 할까?

콩팥은 체내 수분을 소변으로 배출해 체액량을 유지하는 중요한 역할을 합니다. 만성콩팥병 환자는 콩팥 기능이 악화되어 소변량이 감소할 수 있습니다. 소변 배출이 감소하면 체액량이 증가하여 부종과 고혈압이 발생하며 특히 부종은 얼굴, 하지, 손 등 전신에서 나타납니다. 투석 환자의 경우 소변으로 수분이 거의 배출되지 않아 수분을 과하게 섭취하면 체중 증가와 폐 부종으로 이어질 수 있습니다. 그러므로 수분 섭취량과 배설량의 균현을 유지하도록 합니다.

체내 수분이 많은지 알 수 있는 방법은?

하지 부종, 복수, 호흡 곤란, 단기간의 체중 증가 등으로 체내 수분이 많은지 예측할 수 있습니다. 특히 급격하게 체중이 증가할 경우 수분 섭취 증가로 인한 체액 과부하를 의심해야 합니다.

만성콩팥병 환자가 수분 섭취를 조절하기 위한 주의 사항은?

체내의 수분 증가를 막기 위해서는 의사의 권고에 따라 수분 섭취량을 기록해야 합니다. 허용되는 수분 섭취량은 만성콩팥병 환자 개개인에 따라 다를 수 있으며 환자의 소변량과 체액 상태에 따라 결정됩니다.

만성콩팥병 환자는 어느 정도의 수분 섭취가 좋을까?

• 부종이 없고 적절한 소변량을 유지하는 환자

충분한 물과 수분 섭취가 가능합니다. 콩팥병 환자는 콩팥을 보호하기 위해 많은 양의 물을 섭취해야 한다는 오해가 있습니다. 허용되는 수분량은 환자의 임상 상태 및 콩팥 기능에 따라 다릅니다.

• 부종이 없고 소변량이 감소한 환자

체액 과잉 또는 체액 부족을 예방하기 위해 하루에 허용되는 수분량은 전날 소변량에 500ml을 더하여 결정합니다. 500ml의 수분량은 땀과 호흡을 통해 배설된 체액량을 의미합니다.

• 부종이 있고 소변량이 감소한 환자

수분 섭취를 제한해야 합니다. 부종을 줄이려면 24시간 동안 섭취하는 수분량이 하루 소변량보다 적어야 합니다.

몸이 부어서 이뇨작용을 돕기 위해 옥수수수염이나 늙은 호박을 달인 물을 먹어도 될까?

이뇨작용을 돕기 위한 방법으로 민간요법을 이용하는 경우가 있습니다. 하지만 이런 식품들에는 칼륨이 농축되어 있을 수 있으므로 만성콩팥병으로 칼륨 조절이 필요한 경우에는 위험할 수 있어 주의해야 합니다.

원칙(4)
나트륨 섭취를 제한한다

왜 만성콩팥병 환자에게 저염 식사요법을 권장할까?

나트륨은 식사에 포함된 염분 성분 중 하나로, 체내 혈액량을 유지하고 혈압을 조절하는데 관여합니다. 콩팥은 체내 나트륨을 조절하는 역할을 합니다. 그러나 만성콩팥병 환자는 콩팥 기능 저하로 나트륨과 수분을 충분히 제거할 수 없어 체내에 나트륨과 수분이 축적됩니다. 체내 나트륨 수치가 증가하면 갈증, 부종, 호흡 곤란, 혈압 상승이 발생합니다. 이러한 문제를 줄이고 예방하기 위해 만성콩팥병 환자는 식사에서 나트륨 섭취를 제한해야 합니다. 음식에 염분을 추가하지 않고, 염분이 많은 음식(젓갈, 장아찌, 패스트푸드, 피클, 김치)과 통조림 식품 섭취를 피하는 것이 좋습니다.

만성콩팥병 진행 단계별 염분 제한 기준은?

WHO 및 국내의 1일 소금 섭취 권장량은 5g 이하입니다.

- 비투석 환자 : 저염식의 기준(소금 5g 미만)으로 제한
- 혈액투석 환자 : 중염식의 기준(소금 5~8g 미만)으로 제한
- 복막투석 환자 : 일반식의 기준(소금 10g 이하) 섭취 가능

일반 소금 대신 저염 소금을 사용해도 될까?

저염 소금은 소금의 나트륨을 칼륨으로 대체하여 만든 소금으로, 만성콩팥병인 경우에는 사용하기 적합하지 않습니다.

저염식을 먹기 힘들 경우 평소 반찬 양을 줄여서 그대로 먹어도 될까?

저염식을 실천하기 힘들어서 일반식 염도로 간이 된 반찬을 양만 줄여 먹는다면, 밥(주식) 섭취량도 줄어들 수 있습니다. 이 경우 영양 불량으로 이어질 수 있습니다. 식사 섭취량을 유지하는 것이 필요하므로, 저염식을 먹기가 힘들다면 싱겁더라도 맛있게 먹을 수 있는 방법을 참조해 식사하는 것이 좋습니다.

싱겁더라도 맛있게 먹을 수 있는 방법은?

- 식초와 설탕으로 신맛과 단맛을 살려 새콤달콤하게 요리합니다.
- 식물성 기름을 사용하여 고소한 맛과 열량을 늘립니다.
  (예: 참기름, 들기름, 식용유 등)
- 염분이 없는 양념(천연 향신료)을 충분히 활용하세요.
  (예: 파, 마늘, 후추, 겨자, 생강, 양파, 레몬즙, 카레가루 등)
- 음식의 색깔을 살려 먹음직스러운 기분이 들게 합니다.
- 허용된 염분을 좋아하는 한 가지 음식에만 넣어 조리하고 나머지 음식에는 간을 하지 않습니다.
- 염분이 적게 사용되는 조리법을 활용하세요. 조림보다는 구이, 찌개보다는 맑은 국, 국보다는 누룽지가 좋습니다.

외식을 할 때 어떻게 해야 할까?

외식은 미리 계획해서 메뉴를 정하면 염도 섭취를 조절하는데 큰 도움이 됩니다. 또한 평소 식사 섭취 방법에서 국, 찌개, 면 같은 국물 음식과 김치 섭취만 변경해도 염분 섭취량을 1/2 이상 줄일 수 있습니다. 아래에 소개하는 외식 방법을 참고해보세요.

• 염분 함량이 많은 국물류의 섭취를 줄입니다. 탕류, 찌개류, 면류를 먹을 경우 가능한 소금을 넣지 않고 조리하도록 요청하고, 섭취할 때는 건더기만 먹고 국물은 남기도록 합니다.

• 싱겁게 조리된 음식을 선택하거나 직접 간을 조절해서 먹을 수 있는 음식을 선택하는 것이 염분 조절에 도움이 됩니다. 고기는 양념고기 대신 생고기로 염분을 조절하여 먹습니다.

• 소스나 양념을 같이 섭취하는 음식을 주문할 때는 소스나 양념을 따로 담아 달라고 요청한 후 필요한 양만큼만 섭취합니다.

예1 돈가스는 소스를 뿌리지 않고 소량씩 찍어서 먹습니다.

예2 비빔밥은 고추장을 한 끼에 허용된 양을 넣어 먹습니다.

예3 초밥은 간장을 한 끼에 허용된 양을 찍어서 먹습니다.

예4 자장면은 소스를 별도로 요청하고 소량만 먹습니다.

고기와 생선은 개인별로 제한된 한 끼 단백질량에 맞게 섭취합니다.

원칙(5)
칼륨 섭취를 제한한다

왜 만성콩팥병 환자는 칼륨 섭취를 제한해야 할까?

칼륨은 근육과 신경 기능, 심장 박동을 유지하는데 필요한 중요한 무기질입니다. 모든 만성콩팥병 환자가 칼륨 섭취를 제한해야 하는 것은 아니지만 비투석 환자의 경우 칼륨 섭취를 제한해야 합니다.

일반적으로 체내 칼륨은 칼륨을 함유한 식품 섭취와 소변을 통한 칼륨 배출로 균형을 이룹니다. 만성콩팥병 환자의 경우 소변으로 칼륨 배출이 원활하지 않을 수 있으며, 이로 인해 혈액 내 칼륨 수치가 높아질 수 있습니다. 혈액투석 환자는 투석이 간헐적이기 때문에 고칼륨혈증 위험이 높은 반면, 복막투석 환자는 투석이 24시간 지속되기 때문에 고칼륨혈증의 위험이 낮습니다.

칼륨 수치가 매우 높은 고칼륨혈증 위험은 심각한 근육 약화와 치명적인 부정맥을 유발할 수 있습니다. 또한 심박동이 예기치 않게 급변할 수 있으며, 눈에 띄는 증상 없이 심각한 상태가 될 수 있습니다. 고칼륨혈증으로 인한 합병증을 피하기 위해 칼륨이 많이 함유된 음식(건과일, 감자, 바나나, 토마토, 키위, 참외, 천도복숭아)은 섭취를 제한하는 것이 좋습니다.

칼륨 수치에 따른 관리와 치료

칼륨 수치(mEq/L)	관리와 치료
3.5 ~ 5.0	정상 혈청 칼륨
5.0 ~ 6.0	칼륨 섭취 제한 필요
6.0 ~ 7.0	적극적인 치료 필요
7.0 이상	생명이 위험하고 투석 같은 응급 치료가 필요

칼륨 섭취를 줄이는 조리법은?

채소와 과일에는 칼륨이 많이 함유되어 있습니다. 칼륨을 줄이는 조리법을 활용하면 함량을 20~30% 줄일 수 있습니다.

1. 채소 줄기와 껍질에는 잎보다 칼륨이 많이 함유되어 있으므로, 껍질을 벗기고 섭취하고 줄기보다 잎 부위를 요리에 이용하는 것이 좋습니다.
2. 재료를 잘게 썬 다음 재료의 10배 정도 되는 물에 2시간 이상 담궈둡니다.
3. 채소를 데칠 때는 재료의 5배 되는 물에 삶아내고, 삶아낸 물은 반드시 버리고 깨끗한 물에 여러 번 헹궈낸 후 조리합니다.

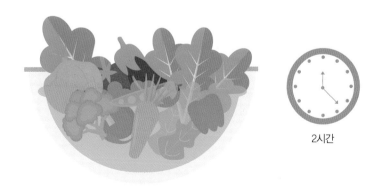

2시간

원칙(6)
인 섭취를 제한한다

왜 만성콩팥병 환자는 저인산 식사요법을 해야 할까?

인은 칼슘과 결합하여 뼈와 치아를 튼튼하고 건강하게 유지하는 역할을 합니다. 음식으로 섭취된 인은 소변을 통해 체내에서 배출되고, 이를 통해 혈액 내 적정 수치를 유지합니다. 만성콩팥병 환자는 음식으로 섭취한 여분의 인을 배출할 수 없어 혈중 인 농도가 상승합니다. 인 수치가 증가하면 가려움증, 근육과 뼈 약화, 뼈 통증과 경직, 관절 통증 같은 건강 문제가 발생할 수 있습니다.

만성콩팥병 환자는 인 섭취를 제한하는 식사요법을 해야 합니다. 인은 고기, 달걀, 우유, 콩 같은 단백질 식품에 많이 함유되어 있으므로 환자 개인에 따라 허용된 양을 섭취하는 것이 필요합니다.

인이 많이 함유된 식품

- 육류, 어류, 건어물류
- 우유, 아이스크림, 치즈, 요구르트 등 유제품과 유제품이 들어간 빵
- 통조림같이 보존제가 첨가된 반조리 식품
- 커피, 초콜릿, 코코아, 콜라
- 잡곡밥, 현미, 오트밀
- 곰탕, 설렁탕 같이 뼈를 고운 국류

레시피를 따라할 때
알아두세요!

 책에서 소개하는 레시피 분량은 1인분 기준입니다. 분량이 적어 조리가 힘들 경우 2~3인분을 조리하여 나누어 드세요.

 염분을 적게 사용하더라도 맛있게 먹는 요령은 음식이 뜨거울 때 간을 하지 않고, 조리 마지막 단계에서 간을 하면 같은 양의 양념이라도 짠맛을 더 느낄 수 있습니다.

 국물 요리는 동일한 양이라도 물양을 줄이면 양념 맛을 더 낼 수 있습니다.

다양한 활용이 가능한 양념 22가지

- 아래 소개하는 양념은 소금 1g에 해당되는 대체 양념입니다.
- 비투석 환자는 하루 소금 3g을 섭취할 수 있으므로 대체 양념 중 3가지를 선택할 수 있습니다. 즉, 한 끼에는 소금 1g을 사용할 수 있으므로 1가지를 선택하여 섭취할 수 있습니다.
- 혈액투석과 복막투석 환자는 한 끼 소금 2g 분량을 사용할 수 있으므로, 대체 양념 2배의 양까지 사용 가능합니다.

 국간장 5g

 국간장소스
국간장 5g
참기름 0.5g
물 5.5ml
홍고추, 청고추, 양파 약간

 진간장 5g

 진간장소스
진간장 5g
참기름 0.5g
물 5.5ml
홍고추, 청고추, 양파 약간

 와사비 간장소스
진간장 5g
물 5ml
갠 와사비 1g

 비빔밥고추장
고추장 14g
토마토케첩 3g
물엿 2g
물 3.5ml
참기름 약간
양파, 대파, 마늘 약간

 고추장 16g

 된장쌈장소스
된장 10g
물엿 5g
참기름 0.5g
양파 1g
대파 0.5g
다진 마늘 약간

토마토케첩 30g

 케첩마요소스
토마토케첩 7g
마요네즈 8g
설탕 3.5g
홍고추, 청고추 약간

 된장 10g

 된장소스
된장 10g
식초 4g
설탕 4g
양파, 대파 약간

 마요네즈 40g

 초고추장소스
고추장 16g
식초 5g
설탕 5g
대파, 마늘 약간

 발사믹식초 20g

 발사믹소스
발사믹식초 20g
식초 2g
설탕 5g

 머스터드 10g

 머스터드소스
머스타드 7.5g
마요네즈 4g
물엿 6.5g

 우스타 10g

 우스타소스
우스타 9g
설탕 4.5g
토마토케첩 2g
물 1ml
홍고추, 청고추, 양파 약간

 데미소스
데미소스 20g
우스타 2.5g
닭육수 5g

 겨자소스
갠 겨자 1g
식초 10g
설탕 0.5g
소금 0.5g

비투석 식단 가이드

비투석 환자는
어떻게 먹어야 할까?

. . . . 콩팥 기능이 나빠지면 혈액 내에 노폐물이 쌓이고 수분과 전해질 균형이 깨지게 됩니다. 그로 인해 소변량 감소, 부종, 고혈압, 빈혈, 영양 불량, 심폐질환, 위장질환, 뼈-미네랄 이상, 호르몬 장애 등 다양한 증상이 나타납니다.

투석하지 않는 콩팥병 환자는 남은 콩팥 기능을 고려하여 적절한 식사 관리가 필요합니다. 좋은 영양 상태를 유지하고 요독증, 부종, 고혈압, 전해질 이상, 빈혈 등 질환을 예방 및 치료하는 것이 식사 관리의 목표입니다.

콩팥 기능이 감소하는 속도를 늦추고 요독증을 최소화하기 위한 식사는 저단백·저염식이 기본입니다. 경우에 따라 칼륨, 인, 수분 섭취를 제한하여 부종과 전해질 불균형을 예방하고 영양 상태를 유지하기도 합니다.

비투석 환자 하루(1일) 영양소 섭취 기준량

열량(kcal)	단백질(g)	나트륨(mg)	칼륨(mg)	인(mg)
2,000	50~55	2,000	2,000 이하	1,000 이하

* 환자마다 필요한 영양소 구성이 다를 수 있음

비투석 환자 식단이 더 정확해지는 재료 권장량 & 계량법

한 끼 양념 사용 권장량

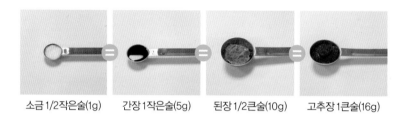

소금 1/2작은술(1g)   간장 1작은술(5g)   된장 1/2큰술(10g)   고추장 1큰술(16g)

* 한 끼에 한 양념 사용만 권장

단백질 급원식품 적정 섭취량

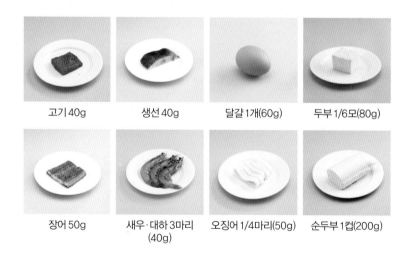

고기 40g   생선 40g   달걀 1개(60g)   두부 1/6모(80g)

장어 50g   새우·대하 3마리 (40g)   오징어 1/4마리(50g)   순두부 1컵(200g)

* 하루 2회 섭취 권장
  (예: 하루에 고기 40g과 생선 40g을 먹거나 고기 2회 분량인 80g을 섭취)

비투석 환자의
섭취 주의 식품

. . . .

칼륨이 많은 식품

- 곡류: 잡곡, 감자, 고구마, 옥수수, 토란 등
- 어육류: 검정콩, 노란콩
- 채소: 시금치, 아욱, 부추, 미나리, 양송이버섯, 늙은 호박 등
- 과일: 토마토, 키위, 바나나, 참외, 천도복숭아 등

인이 많은 식품

- 인은 고기, 달걀, 우유, 콩 같은 단백질 급원식품에 많이 함유되어 있으므로 허용된 단백질량만 섭취합니다.
- 곡물 중에서 현미, 잡곡, 오트밀에 인이 많이 함유되어 있으므로 되도록 흰쌀밥을 섭취합니다.
- 호두, 땅콩, 잣 등 견과류 섭취를 제한합니다.
- 초콜릿, 코코아, 콜라, 맥주 섭취를 제한합니다.

비투석 식단(1)

저염 조리 TIP

- 요리에 기름(참기름, 식용유)은 충분히 사용 가능하므로 넉넉히 넣어 고소한 맛을 내보세요.

- 고기 냄새를 잡기 위해 후추를 사용할 수 있어요.

- 김치와 장아찌는 염분이 많이 함유되어 있으므로 피클과 저염 물김치를 먹는 것이 좋아요.

아침	점심

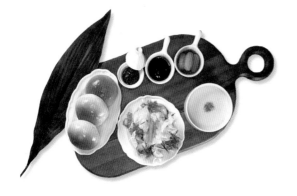 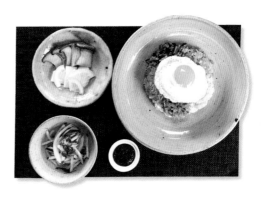

모닝빵과 딸기잼 크림수프 양상추샐러드와 발사믹드레싱 비트 무피클	열량	639	소보로비빔밥과 고추장양념 오이냉국 새송이버섯구이 레몬 양파피클	열량	390
	단백질	12		단백질	17
	나트륨	812		나트륨	480
	칼륨	383		칼륨	744
	인	167		인	296

열량(kcal)	단백질(g)	나트륨(mg)	칼륨(mg)	인(mg)
2,082	**53**	**1,993**	**1,959**	**803**

저녁

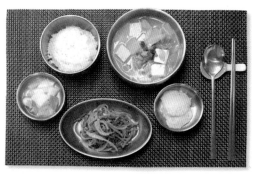

쌀밥	열량	676
황태채 두부 뭇국	단백질	21
잡채	나트륨	607
양배추 채소전	칼륨	670
배추 물김치	인	281

간식

가래떡과 꿀		
	열량	208
	단백질	2
	나트륨	91
	칼륨	17
	인	28

포도		
	열량	60
	단백질	0.4
	나트륨	1
	칼륨	136
	인	20

양갱		
	열량	109
	단백질	1
	나트륨	2
	칼륨	9
	인	11

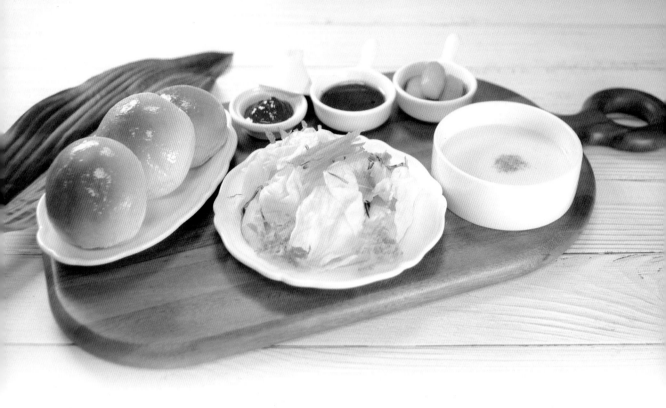

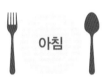
아침

모닝빵과 딸기잼 + 크림수프 + 양상추 샐러드와 발사믹드레싱 + 비트 무피클 가래떡과 꿀(간식)

	열량(kcal)	단백질(g)	나트륨(mg)	칼륨(mg)	인(mg)	비고
아침	639	12	812	383	167	* 레시피는 1인분 기준입니다.
간식	208	2	91	17	28	* 채소는 칼륨 줄이는 방법(37쪽)을 참고
합계	847	14	903	400	195	해 전처리해주세요.

모닝빵과 딸기잼	모닝빵 3개 딸기잼 12g	
크림수프	생크림 25g 우유 13g 밀가루 11g 버터 2 + 11g 양파 40g 소금 1g 후추 약간	1 양파를 채 썬다. 2 냄비에 버터(11g)를 넣고 중약 불에서 녹인다. 버터가 녹으면 밀가루를 두 번에 나눠 넣으며 버터와 골고루 섞이도록 저어준다. 진득한 상태의 루를 만들어둔다. 3 다른 냄비에 버터(2g)와 양파를 넣고 적당한 양파색이 날 때까지 볶는다. 4 믹서기에 (3)과 물(50ml)을 넣고 갈아준다. 5 냄비에 (2)의 루, (4), 생크림, 우유를 넣고 끓이면서 소금, 후추로 간을 한다.
양상추 샐러드와 발사믹드레싱	양상추 30g* 오이 10g* 치커리 5g* 적양배추 5g* 당근 5g* 드레싱 설탕 5g 발사믹식초 20g 식초 2g	1 양상추, 치커리를 적당한 크기로 찢는다. 2 오이, 적양배추, 당근을 가늘게 채 썬다. 3 모든 채소의 10배 정도 되는 물에 2시간 이상 담가둔 후 흐르는 물에 헹궈 체에 밭쳐둔다. 4 볼에 드레싱 재료를 모두 넣고 섞는다. 그릇에 모든 채소를 담고 드레싱을 뿌린다.
비트 무피클	무 30g* 비트 5g* 식초 3g 그린스위트 1.5g 피클링스파이스 약간	1 무, 비트는 적당한 크기로 썬다. 2 냄비에 물(15ml), 식초, 그린스위트, 피클링스파이스를 넣고 끓인다. 3 내열용기에 무, (2)를 담고 비트는 넣어 색을 낸 후 꺼낸다.
간식	가래떡 1줄(50g) 꿀 30g	1 달군 팬에 가래떡을 노릇하게 구운 후 꿀을 곁들인다.

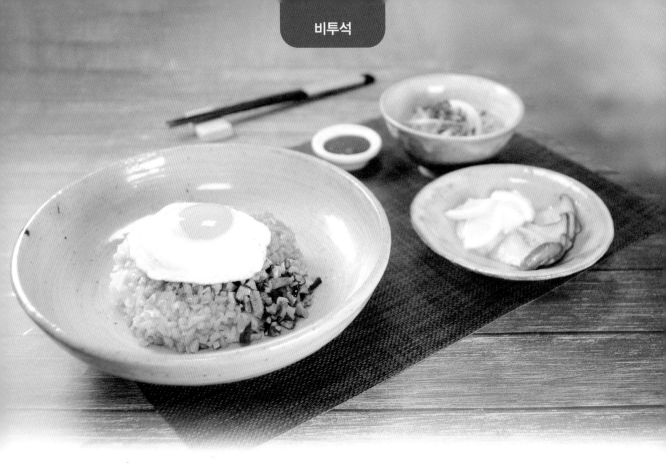

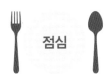

점심

소보로비빔밥과 고추장양념 + 오이냉국 + 새송이버섯구이 + 레몬 양파피클
포도(간식)

	열량(kcal)	단백질(g)	나트륨(mg)	칼륨(mg)	인(mg)	비고
점심	390	17	480	744	296	* 레시피는 1인분 기준입니다.
간식	60	0.4	1	136	20	* 채소는 칼륨 줄이는 방법(37쪽)을 참고
합계	450	17.4	481	880	316	해 전처리해주세요.

소보로비빔밥과 고추장양념	쌀밥 1공기(210g) 콩나물 40g* 무 40g* 고구마순 40g* 애호박 40g* 표고버섯 40g* 당근 5g* 달걀 1개 식용유 약간 양념 고추장 14g 토마토케첩 3g 물엿 2g 물 3.5ml 양파 약간 대파 약간 다진 마늘 약간 참기름 약간	1 콩나물, 무, 고구마순, 애호박, 표고버섯, 당근을 다진다. 양념에 사용할 양파, 대파를 곱게 다진다. 2 달군 팬에 식용유를 두른 후 (1)의 채소를 각각 볶아서 따로 둔다. 3 팬에 식용유을 두른 후 달걀프라이를 한다. 취향에 따라 달걀스크램블을 해도 좋다. 4 볼에 양념 재료를 모두 넣고 섞는다. 5 밥 위에 모든 채소와 달걀프라이를 올린 후 양념을 곁들인다.
오이냉국	오이 70g* 양파 20g* 홍고추 5g* 식초 5g 다진 마늘 약간 그린스위트 약간	1 오이, 양파를 채 썬다. 홍고추를 잘게 썬다. 2 내열용기에 냉수(200ml), 다진 마늘, 식초를 넣은 후 그린스위트를 넣어 신맛을 조절한다. 3 채소를 모두 넣은 후 홍고추를 고명으로 올린다.
새송이버섯구이	새송이버섯 70g* 식용유 약간	1 새송이버섯을 0.5cm 두께로 썬다. 2 달군 팬에 식용유를 두른 후 노릇하게 굽는다.
레몬 양파피클	양파 30g* 레몬 5g 식초 3g 그린스위트 1.5g 피클링스파이스 약간	1 양파, 레몬을 먹기 좋은 크기로 썬다. 2 냄비에 물(15ml), 식초, 그린스위트, 피클링스파이스를 넣은 후 끓인다. 3 내열용기에 (1), (2)를 모두 부어 완성한다.
간식	포도 100g(약 19알)	

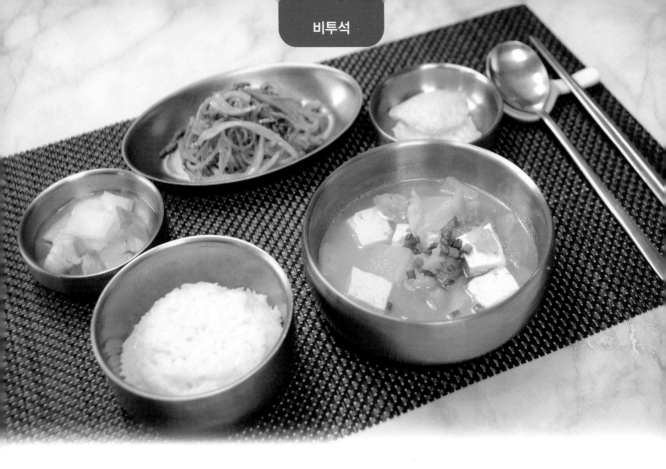

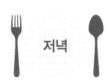

저녁

쌀밥 + 황태채 두부 뭇국 +
잡채 + 양배추 채소전 + 배추 물김치
양갱(간식)

	열량(kcal)	단백질(g)	나트륨(mg)	칼륨(mg)	인(mg)	비고
저녁	676	21	607	670	281	* 레시피는 1인분 기준입니다.
간식	109	1	2	9	11	* 채소는 칼륨 줄이는 방법(37쪽)을 참고
합계	785	22	609	679	292	해 전처리해주세요.

쌀밥	쌀밥 210g(1공기)	
황태채 두부 뭇국	두부 40g 무 30g* 황태채 8g 실파 5g* 소금 1g 참기름 3g	1 황태채를 잘게 찢은 후 물에 불려둔다. 2 두부, 무를 적당한 크기로 썬다. 실파를 송송 썬다. 3 냄비에 참기름을 두른 후 황태채를 넣고 볶는다. 4 물(200ml), 무, 두부를 넣어 끓인다. 5 소금으로 간을 한 후 실파를 고명으로 올린다.
잡채	당면 25g 쇠고기(채) 20g 느타리버섯 10g 애호박 10g* 당근 10g* 양파 15g* 다진 마늘 1g 설탕 2g 참기름 5g	1 물에 당면을 불려둔다. 2 느타리버섯은 먹기 좋은 크기로 찢는다. 애호박, 당근, 양파는 채 썬다. 3 끓는 물에 당면을 넣어 데친 후 찬물에 헹궈 물기를 뺀다. 4 달군 팬에 쇠고기를 볶은 후 그릇에 덜어둔다. 5 팬에 참기름을 두른 후 다진 마늘, 당면, 설탕을 넣고 약한 불에서 살짝 볶는다. 6 나머지 재료를 모두 넣고 골고루 섞어서 완성한다.
양배추 채소전	양배추 60g* 전분가루 10g 식용유 약간	1 양배추를 채 썬다. 2 볼에 양배추, 전분가루를 넣은 후 물로 농도를 맞춘다. 3 달군 팬에 식용유를 두른 후 (2)를 부어 전을 노릇하게 부친다.
배추 물김치	배추 45g* 무 5g* 당근 1g* 다진 마늘 약간 생강 약간 과일(배, 사과) 약간 그린스위트 약간	1 배추, 무, 당근을 나박 썬다. 2 다진 마늘과 생강을 자루에 넣어 물을 우려낸다. 3 배, 사과를 갈아서 (2)에 즙을 짜 넣는다. 4 그린스위트로 당도를 조절한다.
간식	양갱 40g(작은 것 1개)	

비투석 식단(2)

저염 조리 TIP

• 요리에 기름(참기름, 식용유)은 충분히 사용 가능하므로 넉넉히 넣어 고소한 맛을 내보세요.

• 고기 냄새를 잡기 위해 후추를 사용할 수 있어요.

• 김치와 장아찌는 염분이 많이 함유되어 있으므로 피클과 저염 물김치를 먹는 것이 좋아요.

아침	점심

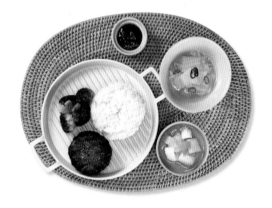 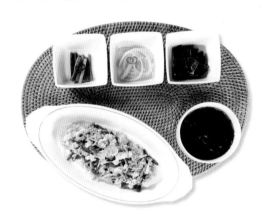

쌀밥	열량	552	쇠고기 숙주볶음밥	열량	548
맑은 배춧국	단백질	18	미역국	단백질	13
함박스테이크와 데미소스	나트륨	528	도라지나물	나트륨	544
브로콜리볶음	칼륨	516	마늘종볶음	칼륨	525
배추 물김치	인	217	적채피클	인	194

열량(kcal)	단백질(g)	나트륨(mg)	칼륨(mg)	인(mg)
1,997	**52**	**1,660**	**1,941**	**622**

저녁

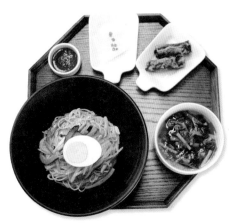

비빔국수와	열량	590
초고추장소스	단백질	19
맑은 열무국	나트륨	584
김말이튀김	칼륨	800
무초절임	인	197

간식

크래커	열량	86
	단백질	2
	나트륨	0
	칼륨	0
	인	0

사과	열량	57
	단백질	0.3
	나트륨	3
	칼륨	95
	인	8

젤리	열량	164
	단백질	0
	나트륨	1
	칼륨	5
	인	6

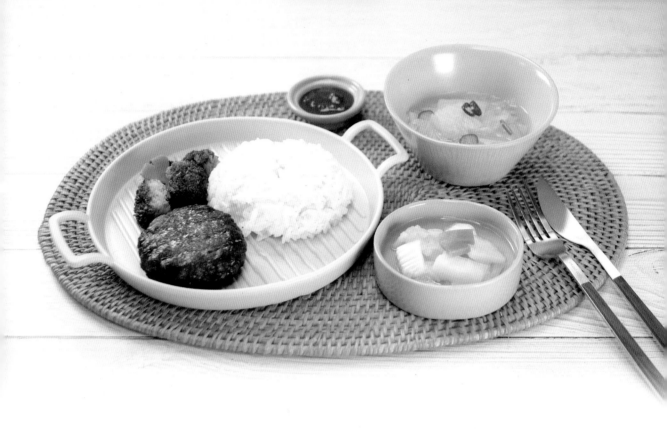

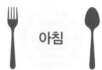 아침

쌀밥 + 맑은 배춧국 + 함박스테이크와 데미소스
+ 브로콜리볶음 + 배추 물김치
크래커(간식)

	열량(kcal)	단백질(g)	나트륨(mg)	칼륨(mg)	인(mg)	비고
아침	552	18	528	516	217	* 레시피는 1인분 기준입니다.
간식	86	2	0	0	0	* 채소는 칼륨 줄이는 방법(37쪽)을 참고
합계	638	20	528	516	217	해 전처리해주세요.

쌀밥	쌀밥 210g(1공기)	
맑은 배춧국	배추 70g 풋고추 5g 다진 마늘 1g	1 배추를 적당한 크기로 썬다. 풋고추를 어슷 썬다. 2 끓는 물에 배추를 넣고 데친 후 흐르는 물에 씻어둔다. 3 끓는 물(200ml)에 배추, 다진 마늘을 넣고 끓인다. 4 풋고추를 고명으로 올린다.
함박스테이크와 데미소스	빵가루 10g 다진 돼지고기 20g 다진 쇠고기 20g 당근 2.5g* 양파 2.5g* 후추 약간 식용유 약간 데미소스 데미글라스 소스 20g 우스터소스 2.5g 물 5ml	1 당근, 양파를 곱게 다진다. 2 볼에 돼지고기, 쇠고기, 빵가루, 당근, 양파, 후추를 넣고 동그랗게 반죽한다. 3 달군 팬에 식용유를 두른 후 반죽을 굽는다. 취향에 따라 오븐(180℃, 10~15분)에 구워도 좋다. 4 볼에 데미소스 재료를 넣고 섞는다. 5 스테이크에 데미소스를 곁들인다.
브로콜리볶음	브로콜리 50g 식용유 약간	1 브로콜리를 먹기 좋은 크기로 썬다. 2 끓는 물에 브로콜리를 데친다. 3 달군 팬에 식용유를 두른 후 브로콜리를 볶아 완성한다.
배추 물김치	배추 45g* 무 5g* 당근 1g* 다진 마늘 약간 생강 약간 과일(배, 사과) 약간 그린스위트 약간	1 배추, 무, 당근을 나박 썬다. 2 다진 마늘과 생강을 자루에 넣어 물을 우려낸다. 3 배, 사과를 갈아서 (2)에 즙을 짜 넣는다. 4 그린스위트로 당도를 조절한다.
간식	크래커 1봉(6조각)	

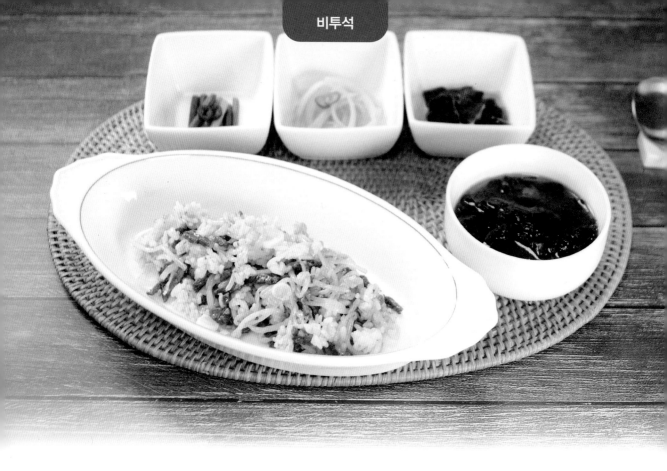

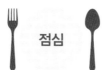

점심

쇠고기 숙주볶음밥 + 미역국 + 도라지나물 + 마늘종볶음 + 적채피클
사과(간식)

	열량(kcal)	단백질(g)	나트륨(mg)	칼륨(mg)	인(mg)	비고
점심	548	13	544	525	194	* 레시피는 1인분 기준입니다.
간식	57	0.3	3	95	8	* 채소는 칼륨 줄이는 방법(37쪽)을 참고
합계	605	13.4	547	620	202	해 전처리해주세요.

쇠고기 숙주볶음밥	쌀밥 1공기(210g) 쇠고기(채 썬 것) 20g 숙주 50g* 대파 5g* 간장 5g 후추 약간 식용유 약간	1 숙주는 흐르는 물에 씻은 후 체에 받쳐둔다. 2 달군 팬에 식용유를 두른 후 대파를 볶아 파기름을 낸다. 3 쇠고기를 넣고 볶은 후 어느 정도 익으면 숙주를 넣어 볶는다. 4 쌀밥을 넣고 볶은 후 간장, 후추로 간을 한다.
미역국	건미역 3g* 참기름 3g 다진 마늘 1g	1 건미역을 잠길 만큼의 물에 넣고 불린다. 2 냄비에 참기름을 두른 후 미역을 넣고 충분히 볶는다. 3 물(200ml), 다진 마늘을 넣고 끓인다.
도라지나물	도라지 50g 다진 마늘(또는 마늘즙) 1g 참기름 3g	1 도라지를 채 썬다. 2 끓는 물에 도라지를 넣고 데친 후 체에 받쳐 물기를 뺀다. 3 달군 팬에 참기름을 두른 후 도라지, 다진 마늘을 넣고 볶는다.
마늘종볶음	마늘종 50g* 식용유 약간	1 마늘종을 적당한 길이로 썬다. 2 끓는 물에 마늘종을 넣고 데친다. 3 달군 팬에 식용유를 두른 후 마늘종을 넣고 볶는다.
적채피클	적양배추 30g* 식초 3g 그린스위트 1.5g 피클링스파이스 약간	1 적양배추를 먹기 좋은 크기로 썬다. 2 냄비에 물(15ml), 식초, 그린스위트, 피클링스파이스를 넣은 후 끓인다. 3 내열용기에 (1), (2)를 모두 부어 완성한다.
간식	사과 1/2개(100g)	

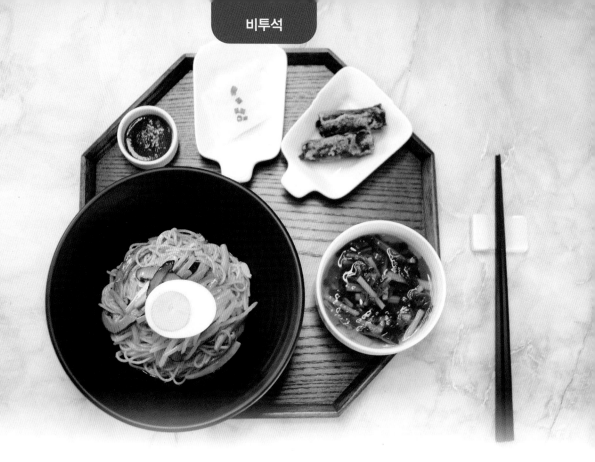

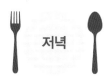

저녁

비빔국수와 초고추장소스 + 맑은 열무국 + 김말이튀김 + 무초절임 젤리(간식)

	열량(kcal)	단백질(g)	나트륨(mg)	칼륨(mg)	인(mg)	비고
저녁	590	19	584	800	197	* 레시피는 1인분 기준입니다.
간식	164	0	1	5	6	* 채소는 칼륨 줄이는 방법(37쪽)을 참고
합계	754	19	585	805	203	해 전처리해주세요.

비빔국수와 초고추장소스	소면 90g 애호박 20g* 표고버섯 20g* 콩나물 20g 삶은 달걀 1/2개 참기름 약간 식용유 약간 초고추장소스 고추장 10g 식초 5g 설탕 5g 대파 약간 다진 마늘 약간	1 끓는 물에 소면과 콩나물을 각각 삶은 후 체에 밭쳐둔다. 2 애호박, 표고버섯을 채 썬다. 양념에 사용할 대파를 곱게 다진다. 3 달군 팬에 식용유를 두른 후 애호박, 표고버섯을 살짝 볶는다. 4 볼에 초고추장소스 재료를 모두 넣어 섞는다. 5 그릇에 모든 재료를 담고 초고추장소스를 곁들인다. 기호에 따라 참기름을 곁들여도 좋다.
맑은 열무국	열무 50g 홍고추 1g 다진 마늘 1g	1 끓는 물에 열무를 살짝 데친다. 홍고추를 어슷 썬다. 2 냄비에 물(200ml), 열무, 다진 마늘을 넣고 끓인다. 3 홍고추를 고명으로 올린다.
김말이튀김	밀가루 2.5g 실곤약 5g 당근 1.5g* 쪽파 1.5g* 구운 파래김(무염) 1/2장 식용유 약간	1 끓는 물에 실곤약을 살짝 데친 후 적당한 크기로 썬다. 2 당근은 채 썰고, 쪽파는 적당한 길이로 썬다. 3 김에 실곤약, 당근, 쪽파를 올리고 돌돌 말아준다. 4 볼에 밀가루와 물을 1:1로 섞은 후 (3)의 김말이에 묻힌다. 5 달군 팬에 식용유를 두른 후 김말이를 튀긴다.
무초절임	무 70g* 식초 8g 설탕 4g	1 무를 동그란 모양으로 얇게 썬다. 2 볼에 물(40g), 설탕, 식초를 섞어서 단촛물을 만든다. 3 내열용기에 무, 단촛물을 넣어서 완성한다.
간식	젤리 10~13알(50g)	

비투석 식단(3)

저염 조리 TIP

• 요리에 기름(참기름, 식용유)은 충분히 사용 가능하므로 넉넉히 넣어 고소한 맛을 내보세요.

• 고기 냄새를 잡기 위해 후추를 사용할 수 있어요.

• 김치와 장아찌는 염분이 많이 함유되어 있으므로 피클과 저염 물김치를 먹는 것이 좋아요.

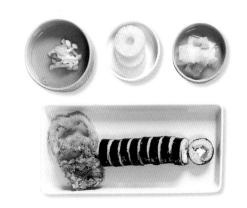

	아침			점심	
쇠고기 채소죽과 국간장소스	열량	419	김밥	열량	604
당면국	단백질	12	맑은 팽이버섯국	단백질	18
채소 밀전병	나트륨	451	무쌈말이	나트륨	647
깻잎찜	칼륨	494	피망튀김	칼륨	591
새송이버섯피클	인	168	배추 물김치	인	253

열량(kcal)	단백질(g)	나트륨(mg)	칼륨(mg)	인(mg)
2,023	50	1,550	1,805	736

저녁

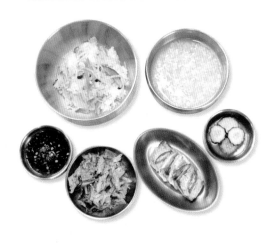

콩나물밥과 간장양념장 숭늉 도토리묵전과 육전 상추 겉절이 오이피클	열량	638
	단백질	16
	나트륨	311
	칼륨	521
	인	246

간식

카스텔라 찹쌀경단	열량	185
	단백질	3
	나트륨	114
	칼륨	37
	인	47

파인애플	열량	74
	단백질	0.4
	나트륨	2
	칼륨	132
	인	5

캐러멜	열량	103
	단백질	0.5
	나트륨	25
	칼륨	30
	인	17

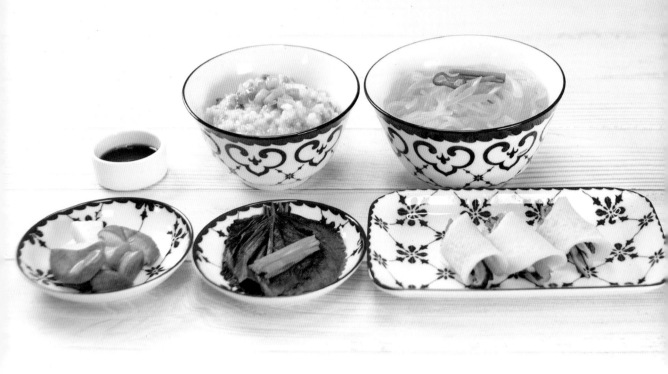

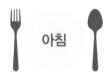

쇠고기 채소죽과 국간장소스 + 당면국 + 채소 밀전병 + 깻잎찜 + 새송이버섯피클 카스텔라 찹쌀경단(간식)

	열량(kcal)	단백질(g)	나트륨(mg)	칼륨(mg)	인(mg)	비고
아침	419	12	451	494	168	* 레시피는 1인분 기준입니다.
간식	185	3	114	37	47	* 채소는 칼륨 줄이는 방법(37쪽)을 참고
합계	604	15	565	531	215	해 전처리해주세요.

쇠고기 채소죽과 국간장소스	쌀 40g 쇠고기(갈은 것) 20g 당근 10g* 양파 10g* 애호박 10g* 참기름 3g 국간장소스 국간장 5g 물 5.5ml 참기름 0.5g 홍고추·청고추 약간 양파 약간	1 쌀을 물에 불려둔다. 2 당근, 양파, 애호박을 다진다. 양념에 사용할 홍고추, 청고추, 양파는 곱게 다진다. 3 냄비에 참기름, 쇠고기를 넣고 볶다가 당근, 양파를 넣고 볶는다. 4 (3)의 냄비에 불린 쌀을 넣고 볶다가 물(300ml)을 부어서 끓인다. 5 물이 충분히 졸으면 물을 소량씩 추가하면서 농도를 조절한다. 6 쌀알이 퍼지면 애호박을 넣고 조금 더 끓인다. 7 볼에 국간장소스 재료를 모두 넣어 섞은 후 죽과 곁들인다.
당면국	당면 15g 양파 5g* 대파 4g* 당근 3g* 후추 약간	1 당면을 물에 미리 불려둔다. 2 당면을 적당한 크기로 썬다. 양파, 당근은 채 썰고, 대파는 어슷 썬다. 3 냄비에 물(200ml), 당면, 후추를 넣고 끓인다. 4 모든 채소를 넣고 살짝 끓여 완성한다.
채소 밀전병	밀가루 15g 오이 30g* 당근 30g* 표고버섯 30g* 식용유 약간	1 오이, 당근, 표고버섯을 채 썬다. 2 달군 팬에 식용유를 두른 후 표고버섯을 볶아서 따로 둔다. 3 볼에 밀가루와 물을 1:1로 섞은 후 팬에 동그랗게 부쳐 밀전병을 만든다. 4 밀전병에 채소를 올려서 말아준다.
깻잎찜	깻잎 10장(10g)* 당근 2g*	1 당근은 채 썬다. 2 찜기에 깻잎, 당근을 찐 후 깻잎 위에 당근을 고명으로 올려 완성한다.

새송이버섯피클	새송이버섯 30g 식초 3g 그린스위트 1.5g 피클링스파이스 약간	1 새송이버섯을 먹기 좋은 크기로 썬다. 2 냄비에 물(15ml), 식초, 그린스위트, 피클링스파이스를 넣은 후 끓인다. 3 내열용기에 (1), (2)를 모두 부어 완성한다.
카스텔라 찹쌀경단	카스텔라 빵 20g 찹쌀가루 50g	1 체에 카스텔라 빵을 내려 가루를 낸다. 2 볼에 찹쌀가루를 넣고 뜨거운 물을 한 스푼씩 부어가며 반죽한다. 3 반죽을 동글동글한 모양으로 빚는다. 4 끓는 물에 찹쌀반죽을 넣는다. 5 반죽이 물 위로 떠오르면 불을 끈 후 30초 후에 찬물에 담가 식힌다. 6 체로 밭쳐 물기를 뺀 후 카스텔라가루를 뭉쳐준다.

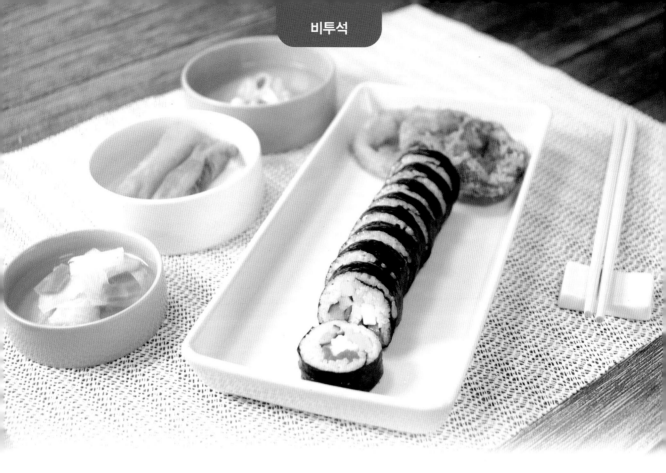

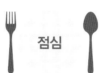

점심

김밥 + 맑은 팽이버섯국 + 무쌈말이 + 피망튀김 + 배추 물김치 파인애플(간식)

	열량(kcal)	단백질(g)	나트륨(mg)	칼륨(mg)	인(mg)	비고
점심	604	18	647	591	253	* 레시피는 1인분 기준입니다.
간식	74	0.4	2	132	5	* 채소는 칼륨 줄이는 방법(37쪽)을 참고
합계	678	18.4	649	723	258	해 전처리해주세요.

김밥	쌀밥 1공기(210g) 김밥 김 1장(2g) 달걀 1개 당근 15g* 오이 10g* 우엉 10g* 소금 1g 참기름 3g 식용유 약간	1 볼에 달걀을 풀어 소금 간을 한 후 달군 팬에 부어 지 단으로 부친다. 2 지단, 당근, 오이, 우엉을 채 썬다. 3 달군 팬에 식용유를 두른 후 당근, 오이, 우엉을 각각 볶는다. 4 김 위에 밥을 눌러서 편 후 지단, 당근, 오이, 우엉을 올려 돌돌 말아준다. 5 참기름을 발라서 마무리한다.
맑은 팽이버섯국	팽이버섯 40g 대파 5g* 다진 마늘 2g	1 팽이버섯을 적당한 크기로 찢는다. 대파를 어슷 썬다. 2 냄비에 물(200ml)을 끓인 후 다진 마늘, 팽이버섯을 넣고 끓인다. 3 대파를 고명으로 올린다.
무쌈말이	무 30g* 비트 5g* 팽이버섯 5g 적양배추 5g* 파프리카(노랑) 5g* 식초 3g 그린스위트 1.5g 피클링스파이스 약간	1 무를 동그란 모양으로 얇게 썬다. 적양배추, 파프리카 는 채 썬다. 2 팽이버섯은 먹기 좋은 크기로 뜯고, 비트는 적당한 크 기로 썬다. 3 냄비에 물(15ml), 식초, 그린스위트, 피클링스파이스 를 넣고 살짝 끓인다. 4 내열용기에 무, (2)를 담고 비트는 넣어 색을 낸 후 꺼 낸다. 5 달군 팬에 팽이버섯을 볶는다. 6 무 위에 모든 재료를 올려 돌돌 말아준다.
피망튀김	빵가루 10g 밀가루 5g 피망(초록, 빨강) 30g* 달걀 5g 식용유 약간	1 피망을 클로버 모양이 되도록 가로로 썬다. 2 볼에 달걀을 푼다. 3 피망에 튀김옷을 밀가루 → 달걀물 → 빵가루 순서로 입힌다. 4 달군 팬에 식용유를 두른 후 피망을 튀긴다.

배추 물김치	배추 45g*	1 배추, 무, 당근을 얇게 나박 썬다.
	무 5g*	2 다진 마늘과 생강을 자루에 넣어 물을 우려낸다.
	당근 1g*	3 배, 사과를 갈아서 (2)에 즙을 짜 넣는다.
	다진 마늘 약간	4 그린스위트로 당도를 조절한다.
	생강 약간	
	과일(배, 사과) 약간	
	그린스위트 약간	
간식	파인애플 120g	

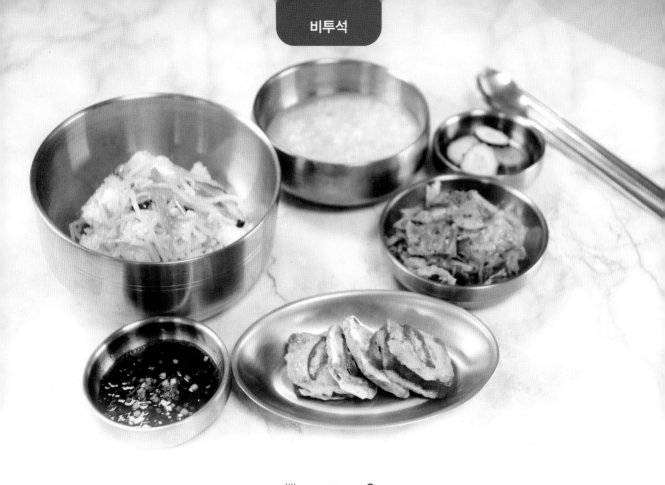

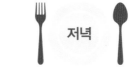
저녁

콩나물밥과 간장양념 + 숭늉 + 도토리묵전과 육전 + 상추겉절이 + 오이피클 캐러멜(간식)

	열량(kcal)	단백질(g)	나트륨(mg)	칼륨(mg)	인(mg)	비고
저녁	638	16	311	521	246	* 레시피는 1인분 기준입니다.
간식	103	0.5	25	30	17	* 채소는 칼륨 줄이는 방법(37쪽)을 참고
합계	741	16.5	336	551	263	해 전처리해주세요.

콩나물밥과 간장양념	쌀 60g 콩나물 70g* 표고버섯 20g* 당근 5g* 식용유 약간 간장양념 진간장 5g / 참기름 0.5g 홍고추·청고추 약간 양파 약간 / 물 5.5ml	1 밥솥에 쌀, 콩나물을 넣고 콩나물밥을 한다. 2 표고버섯, 당근은 채 썬다. 홍고추, 청고추, 양파는 다 진다. 볼에 간장양념 재료를 모두 넣고 섞는다. 3 달군 팬에 식용유를 두른 후 표고버섯, 당근을 볶는 다. 4 콩나물밥에 표고버섯, 당근을 올린 후 간장양념장을 곁들인다.
숭늉	누룽지 50g	1 냄비에 물(200ml), 누룽지를 넣고 끓인다. 2 센 불에서 5분간 끓인 후 약한 불로 줄여 뭉친 누룽지 를 풀어주며 끓인다.
도토리묵전과 육전	밀가루 5g 도토리묵 50g 쇠고기 20g 달걀 5g 맛술 약간 후추 약간 식용유, 참기름 약간	1 도토리묵을 네모 모양으로 썬다. 쇠고기는 3mm 두께 로 썬 후 맛술, 참기름, 후추로 밑간한다. 2 볼에 달걀을 푼다. 3 도토리묵과 쇠고기에 각각 밀가루, 달걀물을 입힌다. 4 달군 팬에 식용유를 두른 후 도토리묵, 쇠고기를 굽는다.
상추겉절이	상추 30g* 양파 10g* 다진 마늘 1g 고춧가루 2g 참기름 2g 설탕 1.5g 식초 1.5g	1 상추를 먹기 좋은 크기로 썬다. 양파는 채 썬다. 2 볼에 다진 마늘, 고춧가루, 참기름, 설탕, 식초를 섞은 후 상추, 양파를 넣고 무친다.
오이피클	오이 30g* 식초 3g 그린스위트 1.5g 피클링스파이스 약간	1 오이를 먹기 좋은 크기로 썬다. 2 냄비에 물(15g), 식초, 그린스위트, 피클링스파이스 를 넣은 후 끓인다. 3 내열용기에 (1), (2)를 모두 부어 완성한다.
간식	캐러멜 1/2팩(25g)	

혈액투석 식단 가이드

혈액투석 환자는
어떻게 먹어야 할까?

· · · · · · · · · · · 혈액투석 치료를 시작하면 더 이상 식사 관리가 필요 없다고 생각하기 쉽습니다. 그러나 혈액투석은 일정한 시간 간격을 두고 받기 때문에 식사 관리를 잘못할 경우 투석과 투석 사이에 불필요한 노폐물과 수분이 몸에 쌓일 수 있습니다. 또한, 부적절한 영양섭취는 영양불량과 관련된 여러 문제를 초래하므로 건강한 투석생활을 위해 지속적인 식사 관리가 필수입니다.

- 반드시 적절한 식사요법을 실천합니다. 수분, 염분, 칼륨, 인은 제한하고 단백질 섭취는 의사와 영양사의 조언에 따라서 조절합니다.
- 영양실조는 혈액투석 환자에게 흔하게 나타납니다. 적절한 영양 상태를 유지하기 위해서 충분한 열량과 단백질을 섭취합니다.

혈액투석 환자 하루(1일) 영양소 섭취 기준량

열량(kcal)	단백질(g)	나트륨(mg)	칼륨(mg)	인(mg)
2,000	65~75	3,000	3,000 이하	1,000

* 환자마다 필요한 영양소 구성이 다를 수 있음

혈액투석 환자 식단이 더 정확해지는 재료 권장량 & 계량법

한 끼 양념 사용 권장량

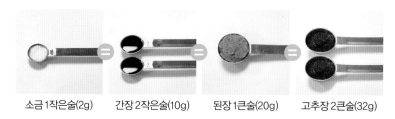

소금 1작은술(2g)　간장 2작은술(10g)　된장 1큰술(20g)　고추장 2큰술(32g)

* 한 끼에 한 양념 사용만 권장

단백질 급원식품 적정 섭취량

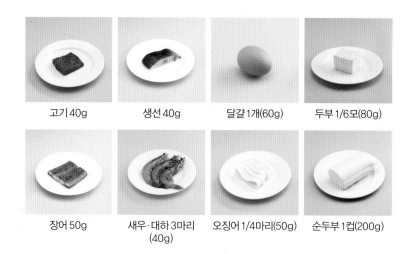

고기 40g　생선 40g　달걀 1개(60g)　두부 1/6모(80g)

장어 50g　새우·대하 3마리(40g)　오징어 1/4마리(50g)　순두부 1컵(200g)

* 하루 3~4회 섭취 권장
  (예: 하루에 고기 40g, 생선 40g, 순두부 200g을 먹거나 고기 2회 분량인 80g과 생선 40g을 섭취)

혈액투석 환자의
섭취 주의 식품

칼륨이 많은 식품

- 곡류: 잡곡, 감자, 고구마, 옥수수, 토란 등
- 어육류: 검정콩, 노란콩
- 채소: 시금치, 아욱, 부추, 미나리, 양송이버섯, 늙은 호박 등
- 과일: 토마토, 키위, 바나나, 참외, 천도복숭아 등

인이 많은 식품

- 인은 고기, 달걀, 우유, 콩 같은 단백질 급원식품에 많이 함유되어 있으므로 허용된 단백질량만 섭취합니다.
- 곡물 중에서 현미, 잡곡, 오트밀에 인이 많이 함유되어 있으므로 되도록 흰쌀밥을 섭취합니다.
- 호두, 땅콩, 잣 등 견과류 섭취를 제한합니다.
- 초콜릿, 코코아, 콜라, 맥주 섭취를 제한합니다.

수분 섭취 조절

- 많은 양의 물을 마시면 부종 때문에 체중이 증가하고 콩팥에 부담을 주게 되므로 물 섭취량은 소변량에 따라 조절합니다.
- 소변량이 거의 없는 무뇨의 경우 하루 물 섭취량이 1L를 넘지 않도록 조절합니다.

혈액투석 식단(1)

- 튀김과 전을 식단에 활용하면 고소한 맛은 물론 열량을 충분히 보충할 수 있어요.

- 염분 섭취를 줄이기 위해 국물은 되도록 먹지 않아요.

- 생선구이와 전에는 기본적으로 염분이 포함되어 있으므로 간을 하지 않고 조리해주세요.

아침	점심

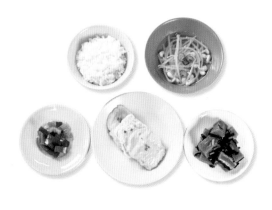

크로와상과 꿀	열량	737	쌀밥	열량	575
크림수프	단백질	16	청양고추 콩나물국	단백질	23
달걀스크램블	나트륨	1251	동태포전	나트륨	853
양상추샐러드와 발사믹드레싱	칼륨	503	도토리묵 김무침	칼륨	570
비트 무피클	인	180	파프리카피클	인	315

열량(kcal)	단백질(g)	나트륨(mg)	칼륨(mg)	인(mg)
1,961	**70**	**2,856**	**2,600**	**1,016**

저녁

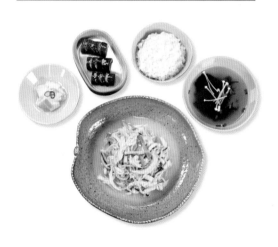

쌀밥	열량	490
된장국	단백질	25
닭가슴살 냉채	나트륨	638
가지찜	칼륨	1059
배추 물김치	인	332

간식

우유	열량	120
	단백질	6
	나트륨	110
	칼륨	296
	인	178

배	열량	39
	단백질	0
	나트륨	3
	칼륨	171
	인	11

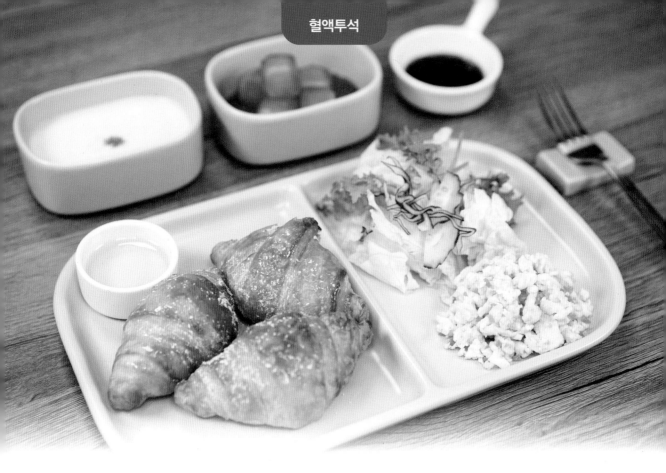

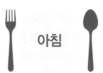 아침

크로와상과 꿀 + 크림수프 + 달걀스크램블 + 양상추샐러드와 발사믹드레싱 + 비트 무피클 우유(간식)

	열량(kcal)	단백질(g)	나트륨(mg)	칼륨(mg)	인(mg)	비고
아침	737	16	1251	503	180	* 레시피는 1인분 기준입니다.
간식	120	6	110	296	178	* 채소는 칼륨 줄이는 방법(37쪽)을 참고
합계	857	22	1,361	799	358	해 전처리해주세요.

크로와상과 꿀	크로와상 생지 3개(54g) 슈거파우더 3g 꿀 20g	1 냉동 크로와상 생지를 상온에서 3시간 발효시킨다. 2 오븐(180℃)에 5~7분간 굽는다. 3 슈거파우더를 뿌리고 꿀을 곁들인다.
크림수프	생크림 25g 우유 13g 밀가루 11g 버터 2 + 11g 양파 40g 소금 1g 후추 약간	1 양파를 채 썬다. 2 냄비에 버터(11g)를 넣고 중약 불에서 녹인다. 버터가 녹으면 밀가루를 두 번에 나눠 넣으며 버터와 골고루 섞이도록 저어준다. 진득한 상태의 루를 만들어둔다. 3 다른 냄비에 버터(2g)와 양파를 넣고 적당한 양파색이 날 때까지 볶는다. 4 믹서기에 (3)과 물(50ml)을 넣고 갈아준다. 5 냄비에 (2)의 루, (4), 생크림, 우유를 넣고 끓이면서 소금, 후추로 간을 한다.
달걀스크램블	당근 10g 달걀 1개 / 우유 10g 소금 1g 식용유 약간	1 당근을 다진다. 볼에 달걀을 풀어 우유와 섞는다. 2 팬에 식용유를 두른 후 당근을 볶는다. 당근이 익으면 달걀물을 넣어 스크램블한다. 소금으로 간을 한다.
양상추샐러드와 발사믹드레싱	양상추 30g* 오이 10g* 치커리 5g* 적양배추 5g* 당근 5g* 발사믹드레싱 설탕 5g / 발사믹식초 20g 식초 2g	1 양상추, 치커리를 적당한 크기로 찢는다. 2 오이, 적양배추, 당근을 가늘게 채 썬다. 3 모든 채소의 10배 정도 되는 물에 채소를 2시간 이상 담가둔 후 흐르는 물에 헹궈 체에 밭쳐둔다. 4 볼에 드레싱 재료를 모두 넣고 섞는다. 그릇에 모든 채소를 담고 드레싱을 뿌린다.
비트 무피클	무 30g* / 비트 5g* 식초 3g 그린스위트 1.5g 피클링스파이스 약간	1 무, 비트는 적당한 크기로 썬다. 냄비에 물(15g), 식초, 그린스위트, 피클링스파이스를 넣고 끓인다. 2 내열용기에 (1)을 담고 비트는 색을 낸 후 꺼낸다.
간식	우유 1팩(200ml)	

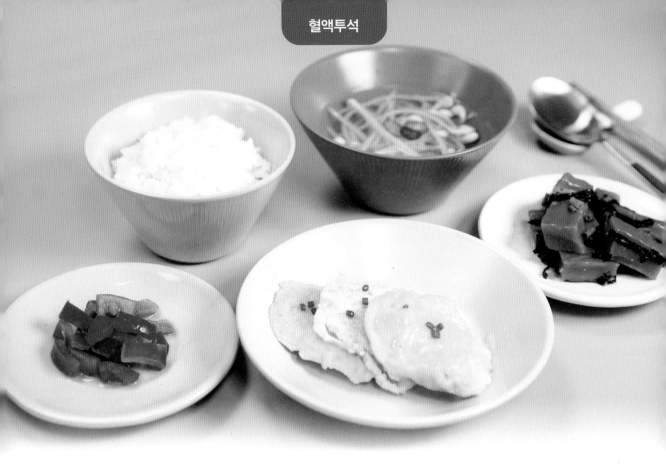

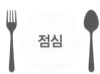

점심

쌀밥 + 청양고추 콩나물국 + 동태포전 + 도토리묵 김무침 + 파프리카피클
배(간식)

	열량(kcal)	단백질(g)	나트륨(mg)	칼륨(mg)	인(mg)	비고
점심	575	23	853	570	315	* 레시피는 1인분 기준입니다.
간식	39	0	3	171	11	* 채소는 칼륨 줄이는 방법(37쪽)을 참고
합계	614	23	856	741	326	해 전처리해주세요.

쌀밥	1공기(210g)	
청양고추 콩나물국	콩나물 50g* 청양고추 2g* 홍고추 2g* 다진 마늘 1g 소금 1g 참기름 약간	1 청양고추, 홍고추를 어슷 썬다. 2 끓는 물(200ml)에 다진 마늘, 소금을 넣는다. 3 콩나물, 청양고추, 홍고추를 넣고 익힌다. 참기름을 넣어 완성한다.
동태포전	동태포 70g 밀가루 10g 달걀 10g(약 1/5개) 후추 약간 식용유 약간	1 동태포를 후추로 밑간한다. 2 볼에 달걀을 푼 후 동태포에 밀가루 → 달걀물 순서로 묻힌다. 3 달군 팬에 식용유를 두른 후 동태포를 노릇하게 굽는다.
도토리묵 김무침	도토리묵 70g 저염 김 1/4장(0.5g) 쪽파 4g* 다진 마늘 1g 간장 5g 참기름 3g	1 도토리묵을 적당한 크기로 썬 후 뜨거운 물에 데쳐 찬물에 식힌다. 2 달군 팬에 김을 구운 후 잘게 썬다. 쪽파는 송송 썬다. 3 볼에 모든 재료를 넣고 버무린다.
파프리카피클	파프리카(초록, 빨강) 40g* 식초 3g 그린스위트 1.5g 피클링스파이스 약간	1 파프리카를 먹기 좋은 크기로 썬다. 2 냄비에 물(15ml), 식초, 그린스위트, 피클링스파이스를 넣은 후 끓인다. 3 내열용기에 (1), (2)를 모두 부어 완성한다.
간식	배 1/4개(100g)	

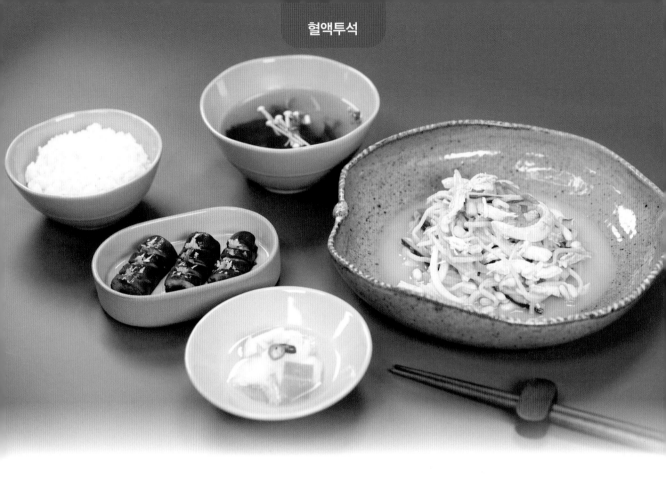

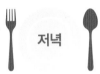

저녁

쌀밥 + 된장국 + 닭가슴살 냉채 + 가지찜 + 배추 물김치

	열량(kcal)	단백질(g)	나트륨(mg)	칼륨(mg)	인(mg)	비고
저녁	490	25	638	1059	332	* 레시피는 1인분 기준입니다.
간식	-	-	-	-	-	* 채소는 칼륨 줄이는 방법(37쪽)을 참고
합계	490	25	638	1059	332	해 전처리해주세요.

쌀밥	1공기(210g)	
된장국	팽이버섯 10g 건미역 3g 대파 2g* 미소 된장 10g 다진 마늘 1g	1 건미역을 물에 미리 불려둔다. 2 팽이버섯은 적당한 길이로 썬다. 3 끓는 물(200ml)에 다진 마늘, 미소 된장을 넣고 푼다. 4 건미역, 팽이버섯, 대파를 넣고 끓인다.
닭가슴살 냉채	닭가슴살 60g 오이 20g* 콩나물 20g 당근 10g* 양파 10g* 설탕 3g 다진 마늘 2g 겨자분 2g 식초 5g	1 끓는 물에 닭가슴살과 콩나물을 각각 삶는다. 2 닭가슴살을 잘게 찢는다. 당근, 양파, 오이는 곱게 채 썬다. 3 볼에 물(5ml)과 겨자를 풀어 발표시킨 후 설탕, 식초, 다진 마늘, 물(5ml)을 넣고 섞어 양념을 만든다. 4 모든 재료를 섞어서 간을 한다.
가지찜	가지 70g* 다진 마늘 2g 미향 5g 들기름 3g	1 가지는 길게 반으로 썬 후 등에 칼집을 낸다. 2 가지에 다진 마늘, 미향으로 밑간한 후 찜기에 넣고 찐다. 취향에 따라 쪽파를 고명으로 올려도 좋다. 3 들기름을 뿌려 완성한다.
배추 물김치	배추 45g* 무 5g* 당근 1g* 다진 마늘 약간 생강 약간 과일(배, 사과) 약간 그린스위트 약간	1 배추, 무, 당근을 나박 썬다. 2 다진 마늘과 생강을 자루에 넣어 물을 우려낸다. 3 배, 사과를 갈아서 (2)에 즙을 짜 넣는다. 4 그린스위트로 당도를 조절한다.

혈액투석 식단(2)

- 튀김과 전을 식단에 활용하면 고소한 맛은 물론 열량을 충분히 보충할 수 있어요.

- 염분 섭취를 줄이기 위해 국물은 되도록 먹지 않아요.

- 생선구이와 전에는 기본적으로 염분이 포함되어 있으므로 간을 하지 않고 조리해주세요.

아침	점심

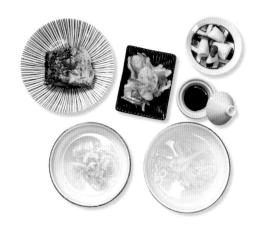
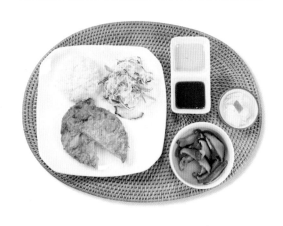

숭늉	열량	558
무채국	단백질	16
삼치 장조림	나트륨	781
채소튀김과 진간장소스	칼륨	727
새송이피클	인	255

쌀밥	열량	792
표고버섯국	단백질	23
돈가스와 데미소스	나트륨	387
양배추샐러드와 케요소스	칼륨	773
배추 물김치	인	270

열량(kcal)	단백질(g)	나트륨(mg)	칼륨(mg)	인(mg)
2,082	**62**	**2,080**	**2,597**	**944**

저녁

간식

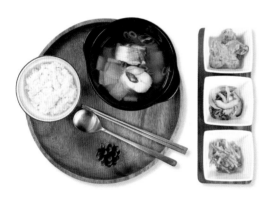

플레인요거트	열량	98
	단백질	3
	나트륨	3
	칼륨	0
	인	117

파인애플	열량	23
	단백질	0.4
	나트륨	5
	칼륨	107
	인	9

쌀밥	열량	611
대구탕	단백질	20
오이 양파볶음	나트륨	904
당근채전	칼륨	990
무생채	인	293

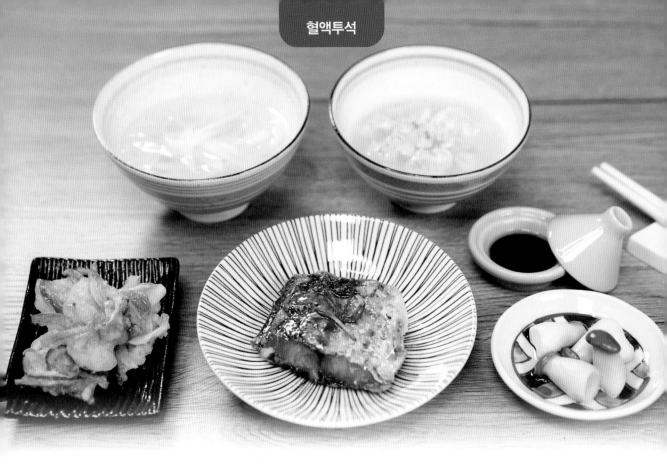

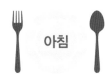
아침

숭늉 + 무채국 + 삼치 장조림 +
채소튀김과 진간장소스 + 새송이피클
플레인요거트(간식)

	열량(kcal)	단백질(g)	나트륨(mg)	칼륨(mg)	인(mg)	비고
아침	558	16	781	727	255	*레시피는 1인분 기준입니다.
간식	98	3	3	0	117	*채소는 칼륨 줄이는 방법(37쪽)을 참고
합계	656	19	784	727	372	해 전처리해주세요.

숭늉	누룽지 60g	1 냄비에 물(250ml), 누룽지를 넣고 끓인다.
		2 센 불에서 5분간 끓인 후 약한 불로 줄여 뭉친 누룽지를 풀어주며 끓인다.
무채국	무 70g* 다진 마늘 1g 소금 1g	1 무를 채 썬다. 2 끓는 물(200ml)에 무, 다진 마늘을 넣는다. 3 무가 익으면 소금을 넣어 간을 한다.
삼치 장조림	삼치 40g 전분 5g 다진 마늘 1g 물엿 5g 식용유 약간	1 삼치에 전분을 묻힌다. 2 달군 팬에 식용유를 두른 후 삼치를 굽는다. 3 다진 마늘, 물엿, 물을 약간 넣고 자작하게 졸인다.
채소튀김과 진간장소스	밀가루 15g 전분 5g 양파 30g* 당근 20g* 피망 20g* 식용유 약간 진간장소스 진간장 5g 참기름 0.5g 물 5.5g 홍고추·청고추 약간 양파 약간	1 양파, 당근, 피망을 채 썬다. 2 양념에 사용할 홍고추, 청고추, 양파는 곱게 다진다. 3 볼에 밀가루, 전분, 물 약간을 섞어 걸쭉한 반죽을 만든다. 4 (1)의 모든 채소에 반죽을 묻힌다. 5 달군 팬에 식용유를 두른 후 (4)의 채소를 튀긴다. 6 볼에 모든 진간장소스 재료를 넣어 섞은 후 채소튀김과 곁들인다.
새송이피클	새송이버섯 30g 식초 3g 그린스위트 1.5g 피클링스파이스 약간	1 새송이버섯을 먹기 좋은 크기로 썬다. 2 냄비에 물(15ml), 식초, 그린스위트, 피클링스파이스를 넣은 후 끓인다. 3 내열용기에 (1), (2)를 모두 부어 완성한다.
간식	플레인요거트 1개(85g)	

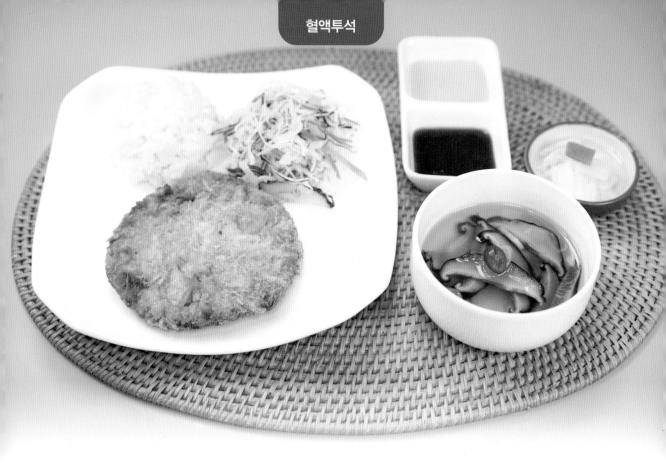

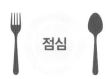

점심

쌀밥 + 표고버섯국 + 돈가스와 데미소스 + 양배추샐러드와 케요소스 + 배추 물김치
파인애플(간식)

	열량(kcal)	단백질(g)	나트륨(mg)	칼륨(mg)	인(mg)	비고
점심	792	23	387	773	270	* 레시피는 1인분 기준입니다.
간식	23	0.4	5	107	9	* 채소는 칼륨 줄이는 방법(37쪽)을 참고
합계	815	23.4	392	880	279	해 전처리해주세요.

쌀밥	1공기(210g)	
표고버섯국	표고버섯 40g 대파 5g* 다진 마늘 1g 홍고추 2g*	1 표고버섯을 채 썬다. 대파와 홍고추는 송송 썬다. 2 냄비에 물(200ml)을 끓인 후 다진 마늘을 넣고 끓인다. 3 표고버섯, 대파, 홍고추를 넣고 끓여 완성한다.
돈가스와 데미소스	돈가스용 등심 60g 달걀 10g 밀가루 10g 빵가루 15g 맛술 약간 후추 약간 식용유 약간 데미소스 데미그라스 소스 20g 우스터소스 2.5g 물 5ml	1 등심을 맛술, 후추로 밑간한다. 2 볼에 달걀을 푼다. 3 등심을 밀가루 → 달걀물 → 빵가루 순서로 묻힌다. 4 달군 팬에 식용유를 두른 후 등심을 노릇하게 튀긴다. 5 볼에 데미소스 재료를 모두 넣어 섞은 후 돈가스에 곁들인다.
양배추샐러드와 케요소스	양배추 30g* 오이 20g* 적양배추 10g* 당근 10g* 케요소스 토마토케첩 7g 마요네즈 8g 설탕 3.5g	1 양배추, 적양배추, 당근, 오이를 채 썬다. 2 (1)의 채소의 10배 정도되는 물에 2시간 이상 담가둔 후 흐르는 물에 헹궈 체에 밭쳐둔다. 3 볼에 케요소스 재료를 모두 넣고 섞는다. 그릇에 모든 채소를 담고 소스를 뿌린다.
배추 물김치	배추 45g* 무 5g* 당근 1g* 다진 마늘 약간 생강 약간 과일(배, 사과) 약간 그린스위트 약간	1 배추, 무, 당근을 나박 썬다. 2 다진 마늘과 생강을 자루에 넣어 물을 우려낸다. 3 배, 사과를 갈아서 (2)에 즙을 짜 넣는다. 4 그린스위트로 당도를 조절한다.
간식	파인애플 1쪽(100g)	

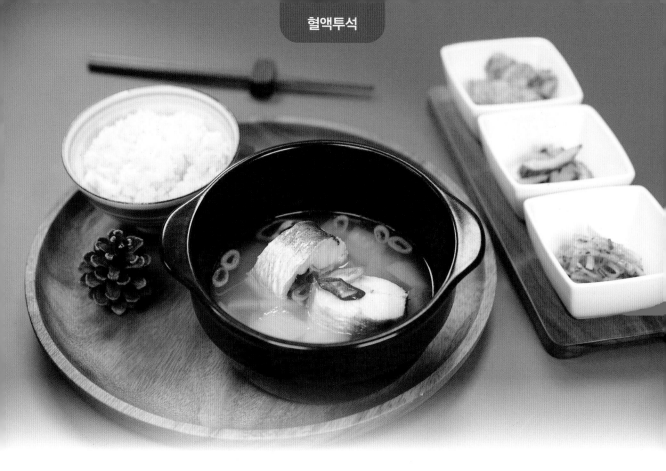

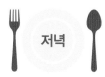

저녁

쌀밥 + 대구탕 + 오이 양파볶음 + 당근채전 + 무생채

	열량(kcal)	단백질(g)	나트륨(mg)	칼륨(mg)	인(mg)	비고
저녁	611	20	904	990	293	* 레시피는 1인분 기준입니다.
간식	-	-	-	-	-	* 채소는 칼륨 줄이는 방법(37쪽)을 참고
합계	611	20	904	990	293	해 전처리해주세요.

쌀밥	1공기(210g)	
대구탕	대구 40g 무 40g* 양파 10g* 대파 3g* 홍고추 2g* 다진 마늘 1g 국간장 5g	1 무, 양파를 나박 썬다. 홍고추를 송송 썬다. 2 끓는 물(200ml)에 다진 마늘, 국간장을 넣어 간을 한다. 3 무, 대구, 양파를 넣고 끓인 후 대파, 홍고추를 고명으로 올린다.
오이 양파볶음	오이 50g* 양파 10g* 다진 마늘 1g 소금 1g 참기름 약간	1 오이는 어슷 썰고, 양파는 채 썬다. 2 달군 팬에 참기름을 두른 후 다진 마늘을 볶아 향을 낸다. 3 오이, 양파를 넣어 볶은 후 소금으로 간을 한다.
당근채전	밀가루 10g 당근 30g* 식용유 약간	1 당근을 채 썬다. 2 볼에 밀가루, 물 약간을 섞어 걸쭉한 반죽을 만든다. 3 밀가루 반죽에 당근을 넣는다. 4 달군 팬에 식용유를 두른 후 당근 반죽을 모양내어 굽는다.
무생채	무 70g* 쪽파 3g* 식초 2g 설탕 2g 고춧가루 2g 참기름 2g	1 무는 곱게 채 썰고, 쪽파는 송송 썬다. 2 볼에 무, 고춧가루를 넣고 섞는다. 3 쪽파, 식초, 설탕, 참기름을 넣고 골고루 버무려 완성한다.

혈액투석 식단(3)

저염 조리 TIP

- 튀김과 전을 식단에 활용하면 고소한 맛은 물론 열량을 충분히 보충할 수 있어요.

- 염분 섭취를 줄이기 위해 국물은 되도록 먹지 않아요.

- 생선구이와 전에는 기본적으로 염분이 포함되어 있으므로 간을 하지 않고 조리해주세요.

아침

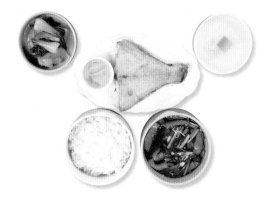

점심

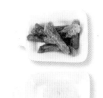
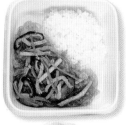

아침			점심		
쌀밥	열량	493	돼지고기 잡채밥	열량	666
가지냉국	단백질	16	파 달걀국	단백질	17
가자미구이와 유자소스	나트륨	468	꽈리고추 찹쌀찜	나트륨	933
청경채볶음	칼륨	718	무 나물볶음	칼륨	564
배추 물김치	인	220	오이피클	인	251

열량(kcal)	단백질(g)	나트륨(mg)	칼륨(mg)	인(mg)
2,067	**63**	**2,332**	**2,400**	**903**

저녁

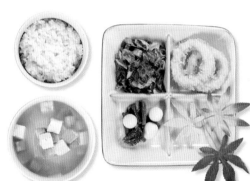

간식

요구르트		
	열량	98
	단백질	2
	나트륨	93
	칼륨	195
	인	42

오렌지		
	열량	65
	단백질	1
	나트륨	2
	칼륨	189
	인	30

쌀밥		
두부 된장국	열량	745
	단백질	27
쇠고기장조림	나트륨	836
양파튀김	칼륨	734
상추겉절이	인	360

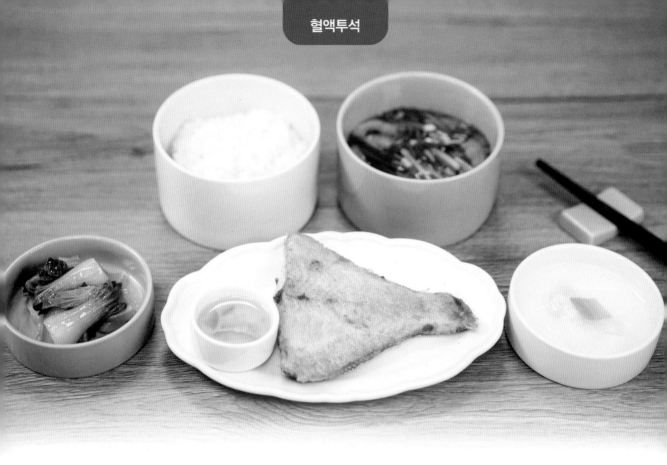

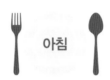

아침

쌀밥 + 가지냉국 + 가자미구이와 유자소스 + 청경채볶음 + 배추 물김치 요구르트(간식)

	열량(kcal)	단백질(g)	나트륨(mg)	칼륨(mg)	인(mg)	비고
아침	493	16	468	718	220	* 레시피는 1인분 기준입니다.
간식	98	2	93	195	42	* 채소는 칼륨 줄이는 방법(37쪽)을 참고
합계	591	18	561	913	262	해 전처리해주세요.

쌀밥	1공기(210g)	
가지냉국	가지 70g* 쪽파 5g* 홍고추 2g* 다진 마늘 2g 식초 5g 설탕 1g 소금 1g	1 찜기에 가지를 넣고 찐다. 2 가지는 찢거나 적당한 크기로 썬 후 식힌다. 쪽파, 홍고추를 송송 썬다. 3 찬물(200ml)에 다진 마늘, 식초, 설탕, 소금을 넣어 국물을 만든다. 4 국물에 가지를 넣어 섞은 후 쪽파, 홍고추를 고명으로 올린다.
가자미구이와 유자소스	가자미 40g 식용유 약간 유자소스 유자청 1큰술 식초 약간	1 달군 팬에 식용유를 두른 후 가자미를 넣고 노릇하게 굽는다. 2 볼에 유자소스 재료를 모두 넣어 섞은 후 가자미에 곁들인다. 유자소스 농도는 물을 약간 넣어가며 조절한다.
청경채볶음	청경채 70g 다진 마늘 1g 식용유 약간	1 끓는 물에 청경채를 살짝 데친다. 2 달군 팬에 식용유를 두른 후 다진 마늘, 청경채를 넣고 볶는다.
배추 물김치	배추 45g* 무 5g* 당근 1g* 다진 마늘 약간 생강 약간 과일(배, 사과) 약간 그린스위트 약간	1 배추, 무, 당근을 나박 썬다. 2 다진 마늘과 생강을 자루에 넣어 물을 우려낸다. 3 배, 사과를 갈아서 (2)에 즙을 짜 넣는다. 4 그린스위트로 당도를 조절한다.
간식	요구르트 1개(65ml)	

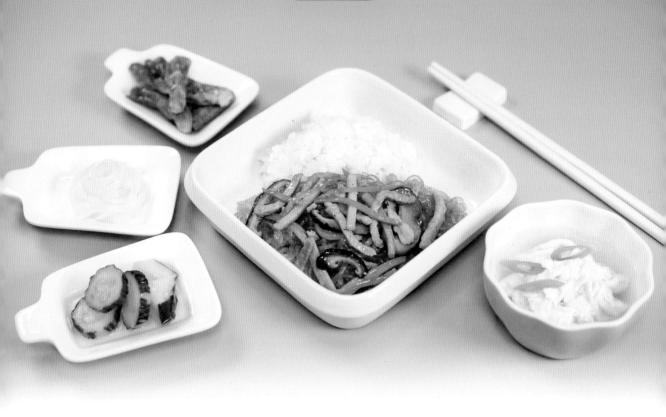

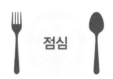

점심

돼지고기 잡채밥 + 파 달걀국 +
꽈리고추 찹쌀찜 + 무 나물볶음 + 오이피클
오렌지(간식)

	열량(kcal)	단백질(g)	나트륨(mg)	칼륨(mg)	인(mg)	비고
점심	666	17	933	564	251	* 레시피는 1인분 기준입니다.
간식	65	1	2	189	30	* 채소는 칼륨 줄이는 방법(37쪽)을 참고
합계	731	18	935	753	281	해 전처리해주세요.

돼지고기 잡채밥	쌀밥 1공기(210g) 당면 10g 돼지고기 채 썬 것 20g 당근 10g* 애호박 10g* 양파 10g* 표고버섯 3g* 대파 2g* 간장 5g 참기름 2g 후추 약간 식용유 약간	1 돼지고기는 후추로 밑간한다. 2 당근, 표고버섯, 애호박, 양파, 대파를 채 썬다. 3 끓는 물에 당면을 삶는다. 4 달군 팬에 식용유를 두른 후 돼지고기를 넣고 볶는다. 5 팬에 식용유를 두른 후 당근, 표고버섯, 애호박, 양파, 대파를 볶는다. 6 (5)의 팬에 돼지고기, 당면, 참기름, 간장을 넣고 약한 불에서 골고루 섞는다. 7 그릇에 모두 담고 밥과 함께 먹는다.
파 달걀국	달걀 1개(50g) 대파 5g* 소금 1g	1 볼에 달걀물을 푼다. 대파는 어슷 썬다. 2 끓는 물(200ml)에 달걀물을 붓는다. 3 대파를 넣고 소금으로 간을 한다.
꽈리고추 찹쌀찜	꽈리고추 50g* 찹쌀가루 5g 다진 마늘 1g 참기름 3g	1 꽈리고추는 씻은 후 찹쌀가루를 묻힌다. 2 찜기에 꽈리고추를 찐 후 다진 마늘, 참기름으로 버무린다.
무 나물볶음	무 50g* 참기름 2g 식용유 약간	1 무는 채 썬다. 2 달군 팬에 식용유를 두른 후 무를 넣고 노릇하게 볶다가 물을 적당량 넣는다. 뚜껑을 덮고 약한 불에서 천천히 속까지 익힌다. 3 무가 익으면 뚜껑을 열어 수분이 날아갈 때까지 기다린 후 참기름을 넣고 살짝 볶는다.
오이피클	오이 30g* 식초 3g 그린스위트 1.5g 피클링스파이스 약간	1 오이를 먹기 좋은 크기로 썬다. 2 냄비에 물(15ml), 식초, 그린스위트, 피클링스파이스를 넣은 후 끓인다. 3 내열용기에 (1), (2)를 모두 부어 완성한다.
간식	오렌지 1개(150g)	

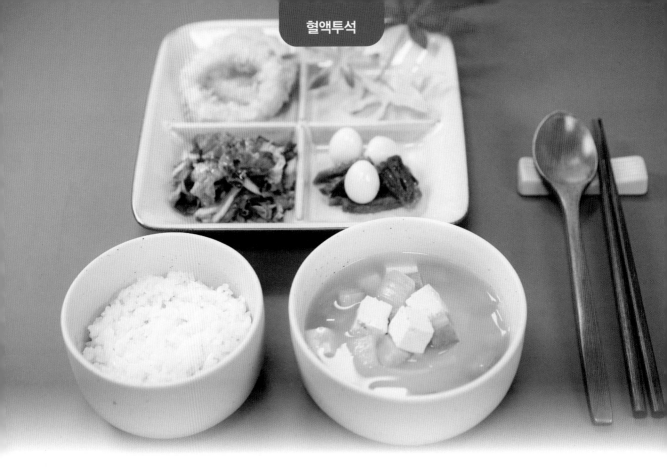

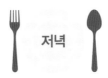

저녁

쌀밥 + 두부 된장국 + 쇠고기 장조림 + 양파튀김 + 상추 겉절이

	열량(kcal)	단백질(g)	나트륨(mg)	칼륨(mg)	인(mg)	비고
저녁	745	27	836	734	360	* 레시피는 1인분 기준입니다.
간식	-	-	-	-	-	* 채소는 칼륨 줄이는 방법(37쪽)을 참고
합계	745	27	836	734	360	해 전처리해주세요.

쌀밥	1공기(210g)	
두부 된장국	두부 40g 애호박 20g* 양파 20g* 된장 10g	1 두부, 애호박, 양파를 깍둑 썬다. 2 끓는 물(200ml)에 된장을 풀어 간을 한 후 모든 재료를 넣고 끓인다.
쇠고기장조림	쇠고기 장조림용 20g 메추리알 30g 양파 10g* 설탕 1g 청주 3g 간장 5g 다진 마늘 1.5g 다진 생강 2g 물엿 3g	1 끓는 물에 쇠고기, 청주를 넣고 푹 삶는다. 2 메추리알을 삶아서 껍질을 깐다. 쇠고기는 잘게 찢고, 양파는 채 썬다. 3 냄비에 모든 재료와 물을 적당량 넣어 자작하게 졸인다.
양파튀김	밀가루 10g 빵가루 10g 양파 60g* 달걀 10g 식용유 약간	1 양파를 동그란 모양으로 썬다. 2 볼에 달걀을 푼다. 3 양파에 튀김옷을 밀가루 → 달걀물 → 빵가루 순서로 입힌다. 4 달군 팬에 식용유를 두른 후 양파를 튀긴다.
상추겉절이	상추 30g* 양파 10g* 다진 마늘 1g 고춧가루 2g 참기름 2g 설탕 1.5g 식초 1.5g	1 상추를 먹기 좋은 크기로 썬다. 양파는 채 썬다. 2 볼에 다진 마늘, 고춧가루, 참기름, 설탕, 식초를 섞은 후 상추, 양파를 넣고 무친다.

복막투석 식단 가이드

복막투석 환자는
어떻게 먹어야 할까?

. . . . 복막투석 환자는 비교적 충분한 단백질을 섭취해야 하므로 혈액
투석 환자 식사요법과 다릅니다. 지속적으로 시행하는 복막투석
은 비교적 노폐물과 수분을 제거하기가 쉬우나, 몸에 꼭 필요한 단
백질과 수용성 비타민이 투석액으로 손실되는 단점이 있습니다.
또한, 복막투석액에는 당분이 함유되어 있어 투석 중에 당분이 체
내에 흡수되므로 비만과 고지혈증 예방을 위해 단당류(설탕, 꿀, 청
량음료 등) 섭취를 제한해야 합니다.

• 복막투석으로 단백질이 손실되므로 단백질 섭취를 늘여야 합니다.

• 투석액에 포함된 포도당은 환자에게 추가적으로 탄수화물을 공급합
  니다. 열량 섭취는 개인의 상태에 따라 결정하되, 체중이 과도하게 증
  가하지 않도록 식사량을 조절합니다.

복막투석 환자 하루(1일) 영양소 섭취 기준량

열량(kcal)	단백질(g)	나트륨(mg)	칼륨(mg)	인(mg)
1,800~1,900	80~85	3,000	–	1,000

* 환자마다 필요한 영양소 구성이 다를 수 있음
* 칼륨 섭취는 개인의 건강 상태에 따라 조절

복막투석 환자 식단이 더 정확해지는 재료 권장량 & 계량법

한 끼 양념 사용 권장량

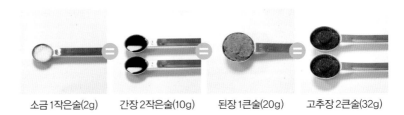

소금 1작은술(2g) = 간장 2작은술(10g) = 된장 1큰술(20g) = 고추장 2큰술(32g)

* 한 끼에 한 양념 사용만 권장

단백질 급원식품 적정 섭취량

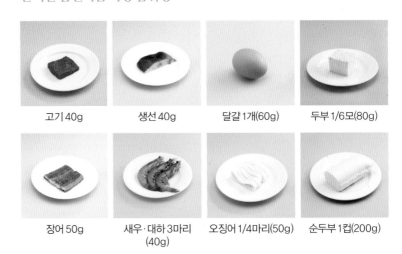

| 고기 40g | 생선 40g | 달걀 1개(60g) | 두부 1/6모(80g) |
| 장어 50g | 새우·대하 3마리 (40g) | 오징어 1/4마리(50g) | 순두부 1컵(200g) |

* 하루 6~7회 섭취 권장
  (예: 하루에 고기만 6회 분량 240g을 먹거나 고기 3회 분량 120g, 달걀 60g, 두부 2회 분량 160g을 섭취)

복막투석 환자의
섭취 주의 식품

칼륨은 개인의 건강 상태에 따라 조절

칼륨은 복막을 통하여 효과적으로 투석되므로 일반적으로 복막투석 환자에게 고칼륨혈증이 나타나는 경우는 드물지만, 개인의 칼륨 수치에 따라 조절하여야 합니다.

인이 많은 식품

- 인은 고기, 달걀, 우유, 콩 같은 단백질 급원식품에 많이 함유되어 있으므로 허용된 단백질량만 섭취합니다.
- 곡물 중에서 현미, 잡곡, 오트밀에 인이 많이 함유되어 있으므로 되도록 흰쌀밥을 섭취합니다.
- 호두, 땅콩, 잣 등 견과류 섭취를 제한합니다.
- 초콜릿, 코코아, 콜라, 맥주 섭취를 제한합니다.

복막투석 식단(1)

- 복막투석을 하더라도 염분 섭취는 제한해야 하므로 양념은 반찬 중 1~2가지에 권장량(102 쪽 참고)만 사용해 싱겁게 식사하세요.

- 육류는 기름기가 많은 부분(닭껍질, 비계 등)을 제거하고 먹으면 지방 섭취를 줄일 수 있어요.

아침	점심

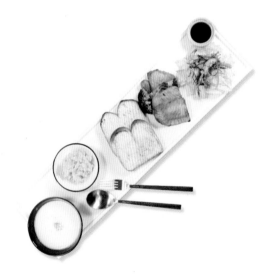 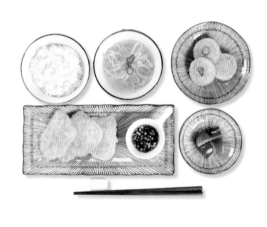

토스트			쌀밥		
크림수프	열량	669	청양고추 콩나물국	열량	544
연어구이와 브로콜리	단백질	29	동태포전	단백질	26
달걀스크램블	나트륨	981	애호박말이	나트륨	819
양상추샐러드와 발사믹드레싱	칼륨	-	파프리카피클	칼륨	-
	인	393		인	361

열량(kcal)	단백질(g)	나트륨(mg)	칼륨(mg)	인(mg)
1,831	84	2,994	-	1,127

저녁

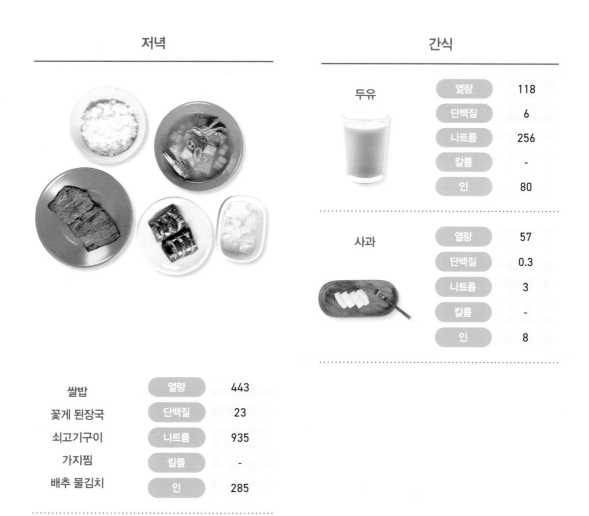

	열량	443
쌀밥	단백질	23
꽃게 된장국	나트륨	935
쇠고기구이	칼륨	-
가지찜		
배추 물김치	인	285

간식

두유	열량	118
	단백질	6
	나트륨	256
	칼륨	-
	인	80

사과	열량	57
	단백질	0.3
	나트륨	3
	칼륨	-
	인	8

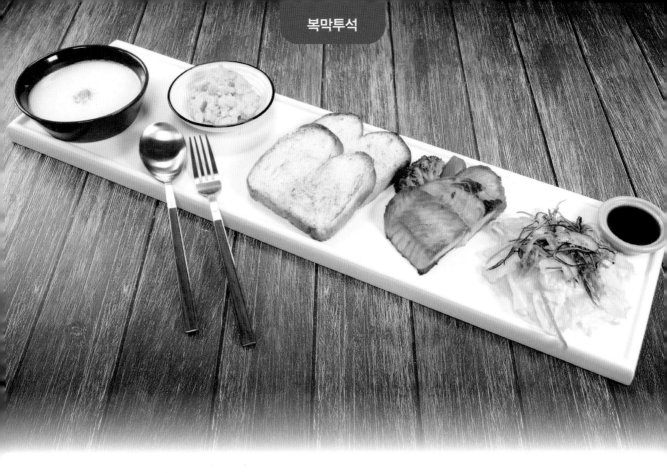

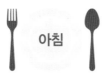
아침

토스트 + 크림수프 + 연어구이와 브로콜리 + 달걀스크램블 +
양상추샐러드와 발사믹드레싱
두유(간식)

	열량(kcal)	단백질(g)	나트륨(mg)	칼륨(mg)	인(mg)	비고
아침	669	29	981	-	393	*레시피는 1인분 기준입니다.
간식	118	6	256	-	80	
합계	787	35	1237	-	473	

토스트	식빵 2장	
크림수프	생크림 25g 우유 13g 밀가루 11g 버터 2 + 11g 양파 40g 소금 1g 후추 약간	1 양파를 채 썬다. 2 냄비에 버터(11g)를 넣고 중약 불에서 녹인다. 버터가 녹으면 밀가루를 두 번에 나눠 넣으며 버터와 골고루 섞이도록 저어준다. 진득한 상태의 루를 만들어둔다. 3 다른 냄비에 버터(2g)와 양파를 넣고 적당한 양파색이 날 때까지 볶는다. 4 믹서기에 (3)과 물(50ml)을 넣고 갈아준다. 5 냄비에 (2)의 루, (4), 생크림, 우유를 넣고 끓이면서 소금, 후추로 간을 한다.
연어구이와 브로콜리	연어 60g 브로콜리 20g 소금 1g 후추 약간	1 연어는 후추로 밑간한다. 2 달군 팬에 연어를 소금 간하여 굽는다. 3 브로콜리를 찌거나 볶아 가니쉬로 놓는다.
달걀스크램블	달걀 50g 당근 10g 우유 10g 식용유 약간	1 당근을 다진다. 볼에 달걀을 풀어 우유와 섞는다. 2 팬에 식용유를 두른 후 당근을 볶는다. 당근이 어느 정도 익으면 달걀물을 넣어 스크램블한다.
양상추샐러드와 발사믹드레싱	양상추 30g 오이 10g 치커리 5g 적양배추 5g 당근 5g 발사믹드레싱 설탕 5g 발사믹식초 20g 식초 2g	1 양상추, 치커리를 적당한 크기로 찢는다. 2 오이, 적양배추, 당근을 가늘게 채 썬다. 3 모든 채소의 10배 정도 되는 물에 채소를 2시간 이상 담가둔 후 흐르는 물에 헹궈 체에 받쳐둔다. 4 볼에 드레싱 재료를 모두 넣고 섞는다. 그릇에 모든 채소를 담고 드레싱을 뿌린다.
간식	두유 1팩(200ml)	

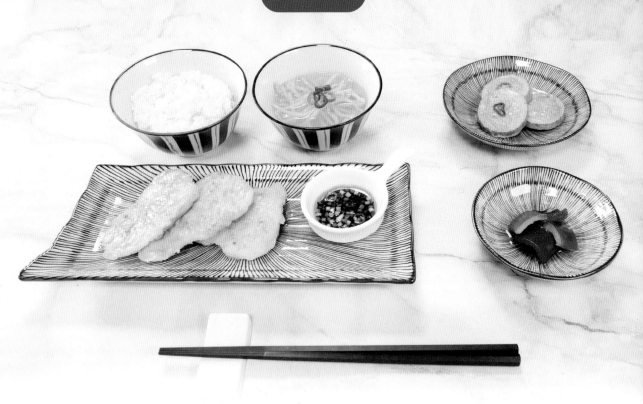

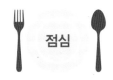

점심

쌀밥 + 청양고추 콩나물국 + 동태포전 + 애호박말이 + 파프리카피클
사과(간식)

	열량(kcal)	단백질(g)	나트륨(mg)	칼륨(mg)	인(mg)	비고
점심	544	26	819	-	361	* 레시피는 1인분 기준입니다.
간식	57	0.3	3	-	8	
합계	601	26.3	822	-	369	

쌀밥	2/3공기(140g)	
청양고추 콩나물국	콩나물 50g 청양고추 2g 홍고추 2g 소금 1g 다진 마늘 약간 참기름 약간	1 청양고추, 홍고추를 어슷 썬다. 2 끓는 물(200ml)에 다진 마늘, 소금을 넣는다. 3 콩나물, 청양고추, 홍고추를 넣고 익힌다. 참기름을 넣어 완성한다.
동태포전	동태포 50g 달걀 10g 밀가루 10g 후추, 식용유 약간 양념장 진간장 5g / 물 5.5ml 청고추·홍고추, 양파 약간	1 동태포를 후추로 밑간한다. 양념에 사용할 홍고추, 청고추, 양파는 곱게 다진다. 2 볼에 달걀을 푼 후 동태포에 밀가루 → 달걀물 순서로 묻힌다. 3 달군 팬에 식용유를 두른 후 동태포를 굽는다. 4 볼에 양념장 재료를 모두 섞고 동태포전에 곁들인다.
애호박말이	애호박 30g 다진 돼지고기 20g 두부 16g 빵가루 13g 전분 5g 달걀 10g(약 1/5개) 양파 5g 당근 5g 대파 5g 홍고추 2g 후추, 식용유 약간	1 애호박을 썬 후 속을 파서 테두리만 남긴다. 2 양파, 당근, 대파를 곱게 다진다. 홍고추는 송송 썰고, 두부는 곱게 으깬다. 3 큰 볼에 돼지고기, 두부, 달걀, 양파, 빵가루, 당근, 대파, 후추를 넣고 버무려 동그랑땡 반죽을 만든다. 4 애호박에 동그랑땡 반죽을 넣고 전분을 묻힌다. 5 동그랑땡 반죽 위에 홍고추를 올린다. 6 달군 팬에 식용유를 두른 후 동그랑땡 반죽을 익힌다.
파프리카피클	파프리카(초록, 빨강) 40g 식초 3g 그린스위트 1.5g 피클링스파이스 약간	1 파프리카를 먹기 좋은 크기로 썬다. 2 냄비에 물(15g), 식초, 그린스위트, 피클링스파이스를 넣은 후 끓인다. 3 내열용기에 (1), (2)를 모두 부어 완성한다.
간식	사과 1/2개(100g)	

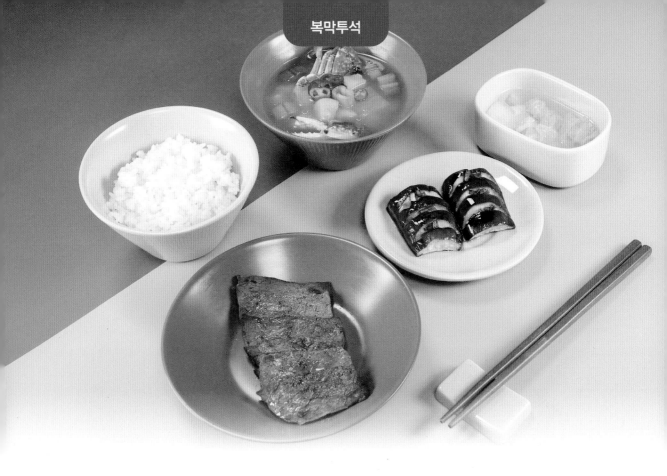

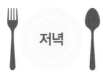

저녁

쌀밥 + 꽃게 된장국 + 쇠고기구이 + 가지찜 + 배추 물김치

	열량(kcal)	단백질(g)	나트륨(mg)	칼륨(mg)	인(mg)	비고
저녁	443	23	935	-	285	*레시피는 1인분 기준입니다.
간식	-	-	-	-	-	
합계	443	23	935	-	285	

쌀밥	2/3공기(140g)	
꽃게 된장국	꽃게 35g 무 40g 애호박 25g 풋고추 5g 대파 5g 다진 마늘 2g 된장 5g	1 꽃게의 게딱지를 열어 아가미와 모래집을 제거한 후 먹기 좋게 4등분한다. 2 무, 애호박은 적당한 크기로 얇게 썬다. 3 풋고추와 대파는 송송 썬다. 4 끓는 물(200ml)에 된장을 풀어 간을 한 후 무, 꽃게를 넣고 끓인다. 5 애호박, 풋고추, 대파, 다진 마늘을 넣고 끓여 완성한다.
쇠고기구이	쇠고기 구이용 60g 소금 1g 참기름 3g 후추 약간	1 달군 팬에 참기름을 두른 후 쇠고기를 넣고 굽는다. 2 쇠고기가 익으면 소금, 후추로 간을 한다.
가지찜	가지 50g 쪽파 2g 다진 마늘 2g 들기름 2g 미향 약간	1 가지는 길게 반으로 썬 후 등에 칼집을 낸다. 쪽파는 송송 썬다. 2 가지에 다진 마늘, 미향으로 밑간한 후 찜기에 넣고 찐다. 3 쪽파를 살짝 볶아 가지 위에 얹은 후 들기름을 뿌려 완성한다.
배추 물김치	배추 45g 무 5g 당근 1g 다진 마늘 약간 생강 약간 과일(배, 사과) 약간 그린스위트 약간	1 배추, 무, 당근을 나박 썬다. 2 다진 마늘과 생강을 자루에 넣어 물을 우려낸다. 3 배, 사과를 갈아서 (2)에 즙을 짜 넣는다. 4 그린스위트로 당도를 조절한다.

복막투석 식단(2)

- 복막투석을 하더라도 염분 섭취는 제한해야 하므로 양념은 반찬 중 1~2가지에 권장량(102쪽 참고)만 사용해 싱겁게 식사하세요.
- 육류는 기름기가 많은 부분(닭껍질, 비계 등)을 제거하고 먹으면 지방 섭취를 줄일 수 있어요.

아침	점심

쌀밥	열량	624
바지락 미역국	단백질	27
임연수구이	나트륨	1154
도라지 찹쌀튀김	칼륨	-
오이생채	인	415

오므라이스와 데미소스	열량	630
쇠고기 뭇국	단백질	21
연근조림	나트륨	649
피망튀김	칼륨	-
양파 당근피클	인	295

열량(kcal)	단백질(g)	나트륨(mg)	칼륨(mg)	인(mg)
1,901	**81**	**2,721**	**-**	**1,206**

저녁

간식

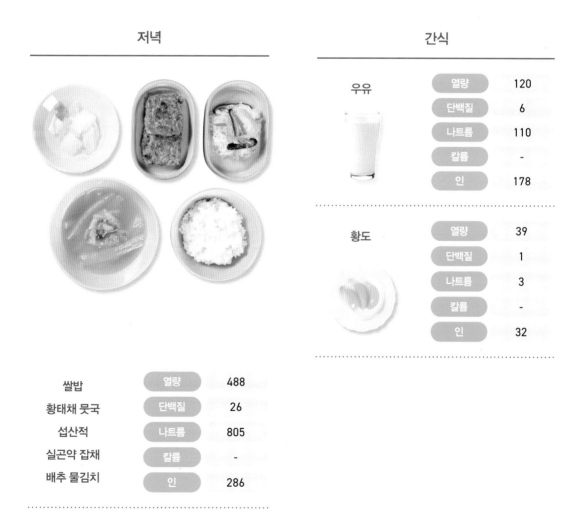

우유		
열량	120
단백질	6
나트륨	110
칼륨	-
인	178

황도		
열량	39
단백질	1
나트륨	3
칼륨	-
인	32

쌀밥		
황태채 뭇국	열량	488
섭산적	단백질	26
실곤약 잡채	나트륨	805
배추 물김치	칼륨	-
	인	286

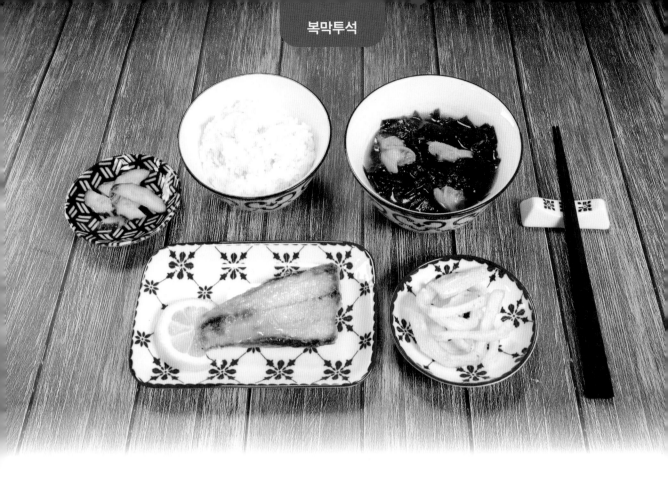

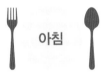

아침

쌀밥 + 바지락 미역국 + 임연수구이 + 도라지 찹쌀튀김 + 오이생채
우유(간식)

	열량(kcal)	단백질(g)	나트륨(mg)	칼륨(mg)	인(mg)	비고
아침	624	27	1154	-	415	*레시피는 1인분 기준입니다.
간식	120	6	110	-	178	
합계	744	33	1264	-	593	

쌀밥	2/3공기(140g)	
바지락 미역국	건미역 3g 바지락살 35g 국간장 5g 다진 마늘 1g 참기름 약간	1 건미역을 잠길 만큼의 물에 넣고 불린다. 2 냄비에 참기름을 두르고 미역, 바지락살을 넣고 볶는다. 3 물(200ml), 다진 마늘을 넣고 끓이면서 국간장으로 간을 한다.
임연수구이	임연수 80g 소금 1g 식용유 약간	1 달군 팬에 식용유를 두른 후 임연수를 굽는다. 2 어느 정도 익으면 먹기 직전에 소금으로 간을 한다.
도라지 찹쌀튀김	도라지 50g 찹쌀가루 10g 식용유 약간	1 도라지를 잘게 찢는다. 2 볼에 찹쌀가루와 물을 섞어 반죽을 만든 후 도라지에 묻힌다. 3 달군 팬에 식용유를 두른 후 도라지를 두 번 정도 바삭하게 튀긴다.
오이생채	오이 50g 설탕 1.5g 식초 1.5g 다진 마늘 1g 참기름 2g	1 오이를 반달 모양으로 어슷 썬다. 2 볼에 설탕, 식초, 다진 마늘, 참기름을 섞어 양념을 만든 후 오이를 버무려 완성한다.
간식	우유 1팩(200ml)	

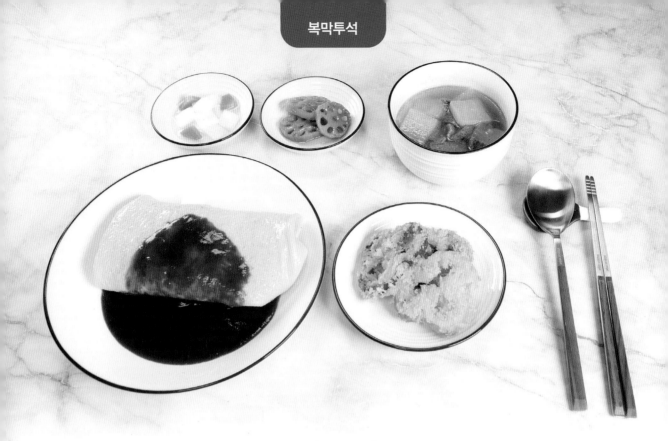

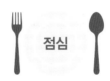

점심

오므라이스와 데미소스 + 쇠고기 뭇국 + 연근조림 + 피망튀김 + 양파 당근피클 황도(간식)

	열량(kcal)	단백질(g)	나트륨(mg)	칼륨(mg)	인(mg)	비고
점심	630	21	649	-	295	* 레시피는 1인분 기준입니다.
간식	39	1	3	-	32	
합계	669	22	652	-	327	

116

오므라이스와 데미소스	쌀밥 2/3공기(140g) 다진 돼지고기 20g 애호박 10g 양파 10g 당근 10g 달걀 1개 식용유 약간 데미소스 데미그라스 소스 20g 우스터소스 2.5g 물 5ml	1 애호박, 양파, 당근을 곱게 다진다. 볼에 달걀을 푼다. 2 데미소스 재료를 모두 섞어 끓여둔다. 3 달군 팬에 식용유를 두른 후 달걀물을 부어 지단을 부친다. 4 팬에 돼지고기를 볶다가 모든 채소를 넣고, 마지막에 밥을 넣어 볶는다. 5 지단으로 밥을 감싸고, 데미소스를 곁들인다.
쇠고기 뭇국	쇠고기(국용) 20g 무 30g 대파 3g 소금 1g 다진 마늘 2g 참기름 2g 후추 약간	1 무는 나박 썰고, 대파는 송송 썬다. 2 달군 냄비에 참기름, 다진 마늘, 쇠고기를 넣고 볶는다. 3 냄비에 물(200ml)을 붓고 끓어오르면 무를 넣는다. 4 소금, 후추를 넣어 간을 한 후 대파를 고명으로 올려 완성한다.
연근조림	연근 30g 물엿 5g	1 끓는 물에 연근을 데친다. 2 팬에 연근, 물 약간, 물엿을 넣고 졸인다.
피망튀김	빵가루 10g 밀가루 5g 피망(초록, 빨강) 30g 파프리카(노랑) 15g 달걀 5g 식용유 약간	1 피망, 파프리카를 클로버 모양이 되도록 가로로 썬다. 2 볼에 달걀을 푼다. 3 피망, 파프리카에 튀김옷을 밀가루 → 달걀물 → 빵가루 순서로 입힌다. 4 달군 팬에 식용유를 넣은 후 피망, 파프리카를 튀긴다.
양파 당근피클	양파 30g 당근 5g 식초 3g 그린스위트 1.5g 피클링스파이스 약간	1 양파, 당근은 먹기 좋은 크기로 썬다. 2 냄비에 물(15ml), 식초, 그린스위트, 피클링스파이스를 넣고 끓인다. 3 내열용기에 (1)과 (2)를 모두 붓는다.
간식	황도 1팩(200ml)	

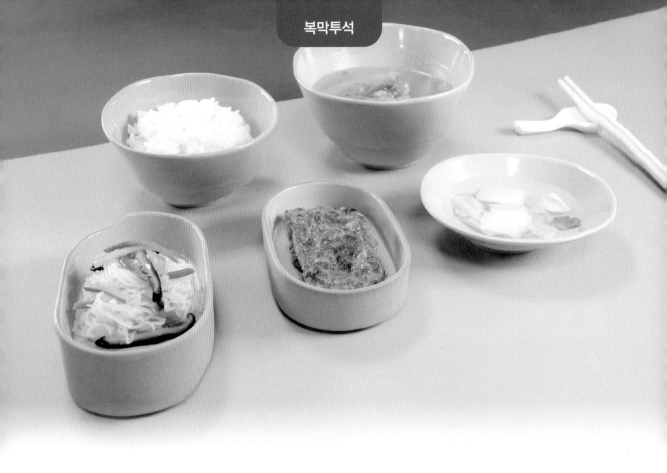

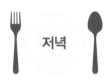

저녁

쌀밥 + 황태채 뭇국 + 섭산적 +
실곤약 잡채 + 배추 물김치

	열량(kcal)	단백질(g)	나트륨(mg)	칼륨(mg)	인(mg)	비고
저녁	488	26	805	-	286	* 레시피는 1인분 기준입니다.
간식	-	-	-	-	-	
합계	488	26	805	-	286	

쌀밥	2/3공기(140g)	
황태채 뭇국	무 30g 황태채 15g 실파 5g 소금 1g 참기름 2g	1 황태채를 잘게 찢은 후 물에 불려둔다. 2 무는 나박 썰고, 실파를 송송 썬다. 3 냄비에 참기름을 두른 후 황태채를 넣고 볶는다. 4 물(200ml)을 붓고 끓어오르면 무를 넣고 끓인다. 5 소금으로 간을 한 후 실파를 고명으로 올린다.
섭산적	다진 돼지고기 30g 다진 쇠고기 30g 양파 10g 당근 10g 대파 5g 빵가루 10g 간장 5g 참기름 약간 식용유 약간 후추 약간	1 양파, 당근, 대파를 곱게 다진다. 2 큰 볼에 식용유를 제외한 모든 재료를 넣고 골고루 버무린다. 3 섭산적 반죽을 1cm 두께의 네모 모양으로 만든다. 4 달군 팬에 식용유를 두른 후 반죽을 올리고 약한 불에서 굽는다.
실곤약 잡채	실곤약 50g 당근 10g 양파 10g 애호박 10g 표고버섯 10g 다진 마늘 1g 참기름 3g	1 끓는 물에 실곤약을 살짝 데친 후 찬물에 헹궈 물기를 뺀다. 2 실곤약은 5cm 길이로 썬다. 당근, 양파, 애호박, 표고버섯은 채 썬다. 3 달군 팬에 참기름, 다진 마늘, 실곤약을 넣고 볶는다. 4 모든 채소를 넣고 함께 볶아서 완성한다.
배추 물김치	배추 45g 무 5g 당근 1g 다진 마늘 약간 생강 약간 과일(배, 사과) 약간 그린스위트 약간	1 배추, 무, 당근을 나박 썬다. 2 다진 마늘과 생강을 자루에 넣어 물을 우려낸다. 3 배, 사과를 갈아서 (2)에 즙을 짜 넣는다. 4 그린스위트로 당도를 조절한다.

복막투석 식단(3)

- 복막투석을 하더라도 염분 섭취는 제한해야 하므로 양념은 반찬 중 1~2가지에 권장량(102 쪽 참고)만 사용해 싱겁게 식사하세요.
- 육류는 기름기가 많은 부분(닭껍질, 비계 등)을 제거하고 먹으면 지방 섭취를 줄일 수 있어요.

아침	점심

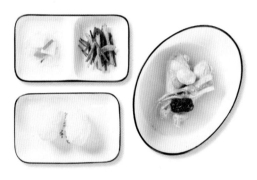

쌀밥	열량	583		찹쌀밥	열량	428
오징어 두부 뭇국	단백질	27		닭다리삼계탕	단백질	23
돼지고기 숙주볶음	나트륨	837		부추 사과생채	나트륨	802
새송이버섯구이	칼륨	-		배추 물김치	칼륨	-
와사비깍두기	인	359			인	262

열량(kcal)	단백질(g)	나트륨(mg)	칼륨(mg)	인(mg)
1,814	**84**	**2,546**	**-**	**1,139**

저녁

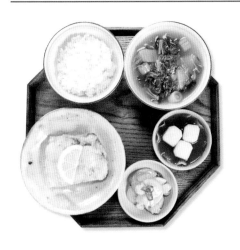

쌀밥	열량	663
우거지된장국	단백질	30
삼치튀김	나트륨	889
새우 애호박볶음	칼륨	-
비트 무피클	인	383

간식

플레인요거트		
	열량	98
	단백질	3
	나트륨	3
	칼륨	-
	인	117

귤		
	열량	42
	단백질	1
	나트륨	15
	칼륨	-
	인	18

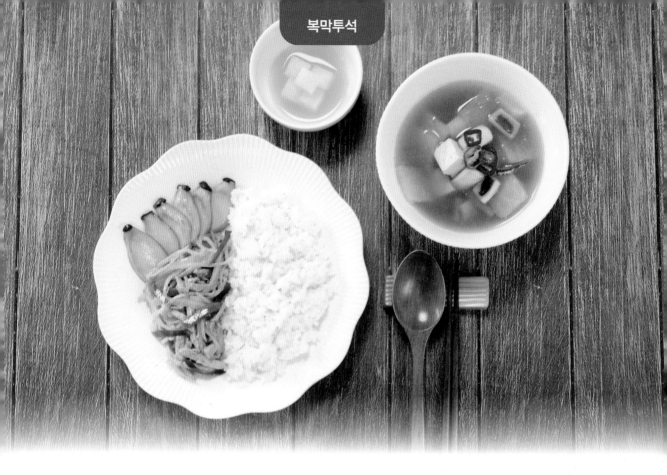

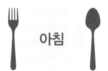

아침

쌀밥 + 오징어 두부 뭇국 + 돼지고기 숙주볶음 + 새송이버섯구이 + 와사비깍두기 플레인요거트(간식)

	열량(kcal)	단백질(g)	나트륨(mg)	칼륨(mg)	인(mg)	비고
아침	583	27	837	-	359	* 레시피는 1인분 기준입니다.
간식	98	3	3	-	117	
합계	681	30	840	-	476	

쌀밥	1공기(210g)	
오징어 두부 뭇국	오징어 25g 두부 40g 무 70g 홍고추 2g 청고추 2g 소금 1g 다진 마늘 1g	1 오징어는 내장을 제거하고 깨끗하게 씻은 후 먹기 좋게 썬다. 2 두부, 무는 네모 모양으로 썬다. 홍고추, 청고추는 어슷 썬다. 3 끓는 물(200ml)에 다진 마늘을 넣고 끓인다. 4 모든 재료를 넣어 끓인 후 소금으로 간을 한다.
돼지고기 숙주볶음	돼지고기(채 썬 것) 60g 숙주 50g 당근 10g 양파 10g 대파 5g 간장 5g 다진 마늘 1g 후추 약간 식용유 약간	1 당근, 양파를 채 썬다. 대파는 송송 썬다. 2 달군 팬에 식용유를 두른 후 돼지고기, 다진 마늘, 후추를 넣고 볶는다. 3 돼지고기가 어느 정도 익으면 당근, 양파, 대파를 넣고 볶는다. 4 숙주를 넣고 볶다가 숨이 살짝 죽으면 간장을 넣어 빠르게 볶아 완성한다.
새송이버섯구이	새송이버섯 70g 참기름 약간	1 새송이버섯을 0.5~1cm 두께로 두툼하게 썬다. 2 달군 팬에 참기름을 두른 후 노릇하게 굽는다.
와사비깍두기	무 40g 식초 4g 소금 0.2g 와사비 0.5g 그린스위트 0.5g	1 무를 깍둑 썬다. 2 내열용기에 무, 식초, 그린스위트, 소금을 넣는다. 3 마지막에 와사비를 넣어 섞는다.
간식	플레인요거트 1개(85g)	

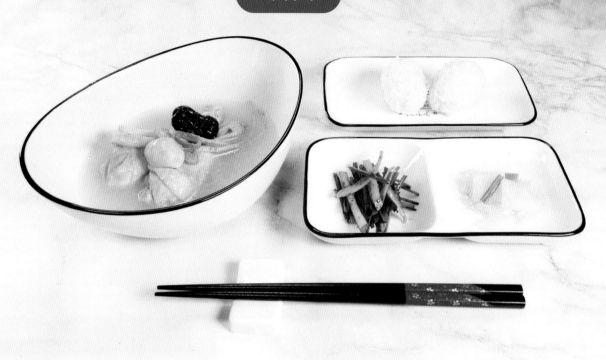

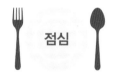
점심

찹쌀밥 + 닭다리삼계탕 + 부추 사과생채 + 배추 물김치
귤(간식)

	열량(kcal)	단백질(g)	나트륨(mg)	칼륨(mg)	인(mg)	비고
점심	428	23	802	-	262	*레시피는 1인분 기준입니다.
간식	42	1	15	-	18	
합계	470	24	817	-	280	

찹쌀밥	2/3공기(140g)	
닭다리삼계탕	닭다릿살 80g 통마늘 10g 수삼 8g 대추 5g 대파 5g 소금 2g 후추 약간	1 끓는 물(300ml)에 닭다릿살, 통마늘, 수삼, 대추, 대파를 넣고 푹 끓인다. 2 소금과 후추를 넣어 완성하거나 취향에 따라 소금과 후추를 별도로 찍어 먹어도 좋다.
부추 사과생채	부추 50g 사과 10g 양파 10g 설탕 1.5g 식초 2g 참기름 3g	1 부추는 4~5cm 길이로 썬다. 2 사과, 양파를 채 썬다. 사과는 설탕물에 담가둔 후 사용하면 갈변을 방지할 수 있다. 3 볼에 설탕, 식초, 참기름을 섞어 양념장을 만든 후 모든 재료를 넣고 버무린다.
배추 물김치	배추 45g 무 5g 당근 1g 다진 마늘 약간 생강 약간 과일(배, 사과) 약간 그린스위트 약간	1 배추, 무, 당근을 나박 썬다. 2 다진 마늘과 생강을 자루에 넣어 물을 우려낸다. 3 배, 사과를 갈아서 (2)에 즙을 짜 넣는다. 4 그린스위트로 당도를 조절한다.
간식	귤 2개(100g)	

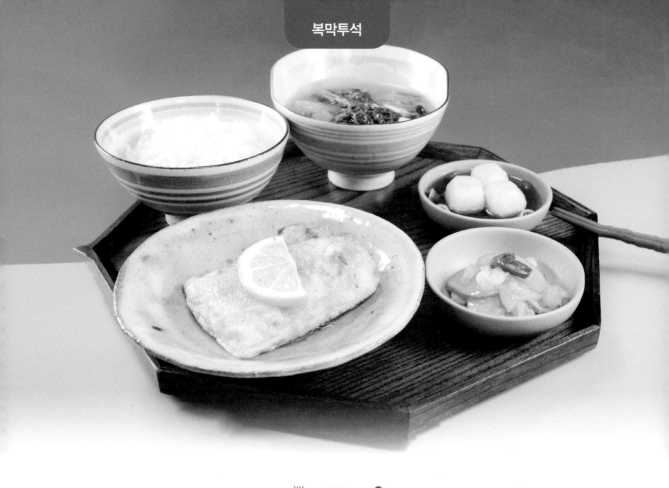

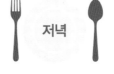
저녁

쌀밥 + 우거지된장국 + 삼치튀김 + 새우 애호박볶음 + 비트 무피클

	열량(kcal)	단백질(g)	나트륨(mg)	칼륨(mg)	인(mg)	비고
저녁	663	30	889	-	383	*레시피는 1인분 기준입니다.
간식	-	-	-	-	-	
합계	663	30	889	-	383	

쌀밥	1공기(210g)	
우거지된장국	우거지(배추) 70g 된장 10g 대파 5g 다진 마늘 1g	1 끓는 물에 우거지를 삶은 후 먹기 좋은 크기로 썬다. 대파를 송송 썬다. 2 볼에 우거지, 된장, 다진 마늘을 넣고 조물조물 무친다. 3 끓는 물(200ml)에 (2)를 넣고 끓이다 대파를 넣어 완성한다.
삼치튀김	삼치 80g 레몬 10g 소금 1g 밀가루 약간 식용유 약간	1 삼치에 소금 간을 한 후 밀가루 옷을 입힌다. 2 달군 팬에 식용유를 두른 후 삼치를 넣고 튀긴다. 3 레몬을 슬라이스로 썰어 삼치에 곁들인다.
새우 애호박볶음	애호박 70g 새우살 25g 홍고추 2g 다진 마늘 1g 식용유 약간	1 새우는 물에 담가 염분을 제거한 후 끓는 물에 살짝 데친다. 2 애호박은 반달 모양으로 썬다. 홍고추는 송송 썬다. 3 달군 팬에 식용유를 두른 후 다진 마늘, 애호박을 넣고 볶는다. 4 애호박이 익기 시작하면 새우를 넣고 볶는다. 5 홍고추를 넣고 볶아 완성한다.
비트 무피클	무 30g 비트 5g 식초 3g 그린스위트 1.5g 피클링스파이스 소량	1 무, 비트는 적당한 크기로 썬다. 2 냄비에 물(15ml), 식초, 그린스위트, 피클링스파이스를 넣은 후 끓인다. 3 내열용기에 (1), (2)를 담고 비트는 넣어 색을 낸 후 꺼낸다.

참고 문헌

Save Your Kidneys, Dr Sanjay Pandya
일반인을 위한 만성콩팥병 바로알기 교육자료, 대한신장학회
만성콩팥 지침서, 만성콩팥병의 평가와 분류, 대한신장학회
당뇨병 식품교환표 활용지침, 대한당뇨병학회

**최고의
콩팥병
식사 가이드**

펴낸날 초판 1쇄 2023년 3월 1일 | 4쇄 2024년 6월 10일

지은이 인제대학교 해운대백병원(김양욱·김기정)

펴낸이 임호준
출판 팀장 정영주
편집 김은정 조유진 김경애
디자인 김지혜 | **마케팅** 길보민 정서진
경영지원 박석호 유태호 신혜지 최단비

인쇄 (주)웰컴피앤피

펴낸곳 비타북스 | **발행처** (주)헬스조선 | **출판등록** 제2-4324호 2006년 1월 12일
주소 서울특별시 중구 세종대로 21길 30 | **전화** (02) 724-7664 | **팩스** (02) 722-9339
인스타그램 @vitabooks_official | **포스트** post.naver.com/vita_books | **블로그** blog.naver.com/vita_books

ⓒ 인제대학교 해운대백병원(김양욱·김기정), 2023

ISBN 979-11-5846-393-9 13510

비타북스는 독자 여러분의 책에 대한 아이디어와 원고 투고를 기다리고 있습니다.
책 출간을 원하시는 분은 이메일 vbook@chosun.com으로 간단한 개요와 취지, 연락처 등을 보내주세요.

비타북스 는 건강한 몸과 아름다운 삶을 생각하는 (주)헬스조선의 출판 브랜드입니다.